EUROPA FACHBUCHREIHE
für Berufe im Gesundheitswesen

Dr. Ute Bandelin • Dr. Martin Trebsdorf

MEDIZINISCHER GRUNDWORTSCHATZ

VERLAG EUROPA-LEHRMITTEL • Nourney, Vollmer GmbH & Co. KG
Düsselberger Straße 23 • 42781 Haan-Gruiten

EUROPA-Nr.: 69764

Autoren:

Dr. Ute Bandelin, 12489 Berlin
Dr. Martin Trebsdorf, 98587 Springstille

Das vorliegende Buch wurde auf Grundlage der neuen amtlichen Rechtschreibregeln erstellt.

1. Auflage 2010

Druck 5 4 3 2 1

Alle Drucke derselben Auflage sind parallel einsetzbar, da bis zur Behebung von Druckfehlern untereinander unverändert.

ISBN 978-3-8085-6976-4

Druck: Konrad Triltsch Print und digitale Medien GmbH, 97199 Ochsenfurt-Hohestadt

VORWORT

Im Medizinischen Grundwortschatz sind für die Ausbildung und tägliche Arbeit in den Heilhilfsberufen gebräuchliche und unbedingt notwendige Fachwörter aufgeführt. Die Erklärungen sind kurz und allgemeinverständlich gehalten. Deshalb ist dieses Wörterbuch auch für interessierte Laien bestens geeignet, die tagtäglich bei ihren Ärzten, über Zeitung, Funk und Fernsehen mit diesen Begriffen in Kontakt kommen.

Die Schreibweise der Termini richtet sich nach der neuesten Ausgabe des Wörterbuchs medizinischer Fachbegriffe vom Duden-Verlag Mannheim.

Um die Lektüre zu erleichtern, wurden Begriffe, die an anderer Stelle erläutert werden, mit * versehen.

Alle gebräuchlichen anatomischen, physiologischen bzw. medizinischen Abkürzungen sind im Abkürzungsverzeichnis zusammengestellt. Es garantiert eine rasche Orientierung.

Mithilfe der Vorsilben- und Nachsilbenübersichten kann sich der interessierte Leser die Bedeutung vieler Fachwörter selbst erschließen.

Die Verfasser sind für Hinweise und sachliche Kritik dankbar.

Herbst 2010 — Autoren und Verlag

INHALTSVERZEICHNIS

ABKÜRZUNGEN

A

a	annus = Jahr; anno = im/pro Jahr
A.	Arteria
Aa.	Arteriae
Ach	Acetylcholin
ACTH	Adrenokortikotropes Hormon des HVL
ADH	Antidiuretisches Hormon
ADHS	Aufmerksamkeitsdefizit- und Hyperaktivitätssyndrom
ADP	Adenosindiphosphat
AEDL	Aktivitäten und existenzielle Erfahrungen des Lebens
AHB	Anschlussheilbehandlung
AIDS	acquired immune deficiency syndrome, erworbenes Immundefektsyndrom durch Infektion mit HIV
ALAT	Alaninaminotransferase
ALL	Akute lymphatische Leukämie
ALS	Amyotrophe Lateralsklerose
AML	Akute myeloische Leukämie
a. m.	ante mortem, vor dem Tod
Amp.	Ampulle
AMV	Atemminutenvolumen
a. p.	ante partum, vor der Entbindung bzw. Geburt
a.-p.	ante-posterior
AP	Aktionspotenzial
ARAS	Aufsteigendes retikuläres aktivierendes System, Teil der Formatio reticularis
Art.	Articulatio
Artt.	Articulationes
ASAT	Aspartataminotransferase

ASS	Acetylsalicylsäure
ATL	Aktivitäten des Lebens
ATP	Adenosintriphosphat
a.-v.	arteriovenös
AV-Block	atrioventrikulärer Block
AVK	arterielle Verschlusskrankheit
AZ	Allgemeinzustand

B

Bac., Baz.	Bazillus
bakt.	bakteriell
BB	Blutbild
BCG	Bacille bilié Calmette-Guérin
BE	Broteinheit (12g KH*); Beckenendlage; base excess
bds.	beidseitig
BK	Berufskrankheit
BKS, BSR	Blutkörperchensenkungsreaktion
BMI	Body-Mass-Index
BPH	benigne Prostatahyperplasie
Bq	Becquerel
BSE	Bovine spongioforme Enzephalopathie
BSG	Blutkörperchensenkungsgeschwindigkeit
Btm, BTM	Betäubungsmittel
BU	Berufsunfähigkeit
BW	Brustwirbel
BWK	Brustwirbelkörper
BWS	Brustwirbelsäule
BZ	Blutzucker

C

C	Kohlenstoff; Rückenmarksegmente der Halswirbelsäule (Zervikalsegmente) und Halswirbel ($C_1 - C_7$)
Ca.	Karzinom, Carcinoma

Ca	Kalzium
cal	Kalorie
CAPD	kontinuierliche ambulante Peritonealdialyse
CCD-Winkel	Centrum-Collum-Diaphysen-Winkel
CCPD	kontinuierliche zyklische Peritonealdialyse
CCT	kraniale(s) Computertomografie, -gramm
chir.	chirurgisch
CJK	Creutzfeld-Jakob-Krankheit
CLL	Chronisch lymphatische Leukämie
CML	Chronisch myeloische Leukämie
Co	Coccygealsegment des Rückenmarks; Kobalt
COPD	chronic obstruktive pulmonary disease, Chronisch obstruktive Lungenerkrankung
CPAP	continuous positive airway pressure, kontinuierliche Beatmung gegen erhöhten Druck
CRH	Kortikotropin-Releasinghormon
CRP	Akute-Phase-Protein
CT	Computertomografie, -gramm
CTG	Kardiotokografie, -gramm

D

d	dies = Tag
D	Dioptrie
DAB	Deutsches Arzneibuch
dB	Dezibel
DD	Differenzialdiagnose, Differenzialdiagnostik
dent	Zahnmedizin
derm	Dermatologie, Hautkrankheiten
Di	Diphtherie
Diagn.	Diagnose
diagnost.	Diagnostik, diagnostisch
dil.	dilutus = verdünnt
Dil.	Dilution = Verdünnung
DNA, DNS	Desoxyribonuklein(acid)säure
dpt	Dioptrie
Drg.	Dragee

E

E	Einheit
EBS	Eigenblutspende
EBT	Elektronen (beam tomography) strahltomografie, -gramm
ED	Einzeldosis
EDV	elektronische Datenverarbeitung
EEG	Elektroenzephalografie, -gramm
Einw.	Einwohner
EK	Erythrozytenkonzentrat
EKG	Elektrokardiografie, -gramm
EKZ	extrakorporale Zirkulation
ELISA	Enzymimmunassay zur Bestimmung von Immunogenen und Antikörpern
EMG	Elektromyografie, -gramm
EPO	Erythropoetin
EPS	extrapyramidal-motorisches System
EPU	elektrophysiologische Untersuchung
EQ	Energiequotient
ER	endoplasmatisches Retikulum
Erkr.	Erkrankung
Ery	Erythrozyten
ESWL	extrakorporale Stoßwellenlithotripsie
ext.	extern(us)
EZ	Ernährungszustand
EZR	Extrazellulärraum

F

Fe	Ferrum, Eisen
FI	Färbeindex
FNP	Feinnadelpunktion
For.	Foramen
FRC	funktionelle Residualkapazität
FRH	follikelstimulierendes Releasing-Hormon
front	frontal(is)

FSH	follikelstimulierendes Hormon
FSME	Frühsommer-Meningoenzephalitis
Funkt.	Funktion

G

G	Grading, Einteilung maligner Tumoren
GdB	Grad der Behinderung
geburtsh	Geburtshilfe, geburtshilflich
GERD	Gastroösophageale (reflux disease) Refluxkrankheit
GFR	glomeruläre Filtrationsrate
Ggl.	Ganglion
GH	growth hormone, Wachstumshormone
GH-IH	Somatostatin, growth hormone inhibiting hormone
GH-RH	Somatoliberin, growth hormone releasing hormone
Gl.	Glandula
Gll.	Glandulae
GnRH	Gonadotropin-Releasing-Hormon
Go	Gonorrhö
GU	Grundumsatz
gynäkol.	gynäkologisch

H

h	hora = Stunde
H	Wasserstoff
HAV	Hepatitis-A-Virus
Hb	Hämoglobin
HBV	Hepatitis-B-Virus
HCG	humanes Choriongonadotropin
HCO^{3-}	Hydrogenkarbonat-Ion
HCV	Hepatitis-C-Virus
HDL	High-density Lipoproteins, Lipoproteine höherer Dichte

HDV	Hepatitis-D-Virus
HE	Hepatitis
HEV	Hepatitis-E-Virus
HF	Hochfrequenz
Hg	Quecksilber
hGH	human growth hormone, Wachstumshormon
HHL	Hypophysenhinterlappen; Hinterhauptslage
HHV	humanes Herpes-Virus
HIB	Haemophilus influenzae Serotyp b
histol	histologisch
HIV	human immunodeficiency virus, menschliches Immunschwächevirus
HMV	Herzminutenvolumen
HNO	Hals-Nasen-Ohren-Heilkunde
HOPS	Hirnorganisches Psychosyndrom
HPV	humanes Papilloma-Virus
HSV	Herpes-simplex-Virus
HVL	Hypophysenvorderlappen
HW	Halswirbel
HWK	Halswirbelkörper
HWS	Halswirbelsäule
HWZ	Halbwertszeit
HZV	Herzzeitvolumen

I

I	Jod
i. a.	intraarteriell
i. c.	intrakutan
ICD	Internationale Klassifikation (of Diseases) der Krankheiten
ICP	intracranial pressure, Hirninnendruck
ICPM	Internationale Klassifikation (of procedures) der Behandlungsmethoden in der Medizin
ICR	Interkostalraum
I. E., IE	internationale Einheit
Ig, IG	Immunglobulin

IL	Interleukin
i. m.	intramuskulär
immun	Immunologie
IMV	intermittent mandatory ventilation, intermittierende maschinelle Beatmung
Ind.	Indikation
inf.	inferior
Innerv.	Innervation
int.	internus
i. p.	intraperitoneal
IPD	intermittierende Peritonealdialyse
IPPV	intermittent positive pressure ventilation, intermittierende positive Druckbeatmung
IPS	inspiratory pressure support, maschinelle Beatmung
IQ	Intelligenzquotient
IRV	inspiratorisches Reservevolumen
I. U.	Internationale (Unit) Einheit
i. u.	intrauterin
IUI	intrauterine Insemination
IUP	Intrauterinpessar
i. v.	intravenös
IVF	In-vitro-Fertilisation, Befruchtung außerhalb des Körpers
IZR	Intrazellularraum

J

J	Joule

K

K	Kalium
kardiol.	kardiologisch
KBR	Komplementbindungsreaktion
kcal	Kilokalorie
KG	Körpergewicht

KH	Kohlenhydrat
KHK	koronare Herzkrankheit
kJ	Kilojoule
klin	Klinik, klinisch
KM	Kontrastmittel
KOD	Kolloidosmotischer Druck
Kompl.	Komplikation
Kontraind.	Kontraindikation
Konz.	Konzentration
kPa	Kilopascal

L

L	Lendenwirbel (L_1 – L_5), Lumbalsegmente des Rückenmarks (L_1 – L_5); Lues
LA	Lebensalter
lat.	lateralis
LDH	Laktatdehydrogenase
LDL	Low-density Lipoproteins, Lipoprotein geringer Dichte
LE	Lupus erythematodes
Leuko	Leukozyt
LH	luteinisierendes Hormon
Lhj.	Lebenshalbjahr
Lig.	Ligamentum
Ligg.	Ligamenta
Liq.	Liquor
Lj.	Lebensjahr
Ljz.	Lebensjahrzehnt
LK	Lymphknoten
LP	Lumbalpunktion
Lsg.	Lösung
LTH	luteotropes Hormon
LW	Lendenwirbel
LWK	Lendenwirbelkörper
LWS	Lendenwirbelsäule

M

m	männlich, Monat
M	Mega
M.	Musculus, Morbus
maj.	major
MAK	maximale Arbeitsplatzkonzentration
MAO-Hemmer	Monoaminoxidasehemmer
max.	maximal
MCD	minimal cerebral dysfunction
MCH	mean corpuscular/cellular haemoglobin, mittlerer Hämoglobingehalt der Erythrozyten
MCV	mean corpuscular volume, mittleres Erythrozytenvolumen
MDK	Medizinischer Dienst der Krankenversicherung
med.	medial
MED	maximale Einzeldosis
Met-Hb	Methämoglobin
Mg	Magnesium
MHC	major histocompatibility complex, Haupthistokompatibilitätskomplex
MIC	minimalinvasive Chirurgie
min	Minute
Mm.	Musculi
mmHg	Millimeter Quecksilbersäule
MRA	Magnetresonanzangiografie, -gramm
mRNA, m-RNS	Messenger-Ribonuklein(acid)säure
MRSA	multiresistenter Staphylokokkus aureus
MRT	Magnetresonanztomografie, -gramm
MS	Multiple Sklerose
MSH	Melanozytenstimulierendes Hormon des HVL, Melanotropin
MSH-IH, MIH	Melanotropin-Release.Inhibiting-Hormon, Melanostatin
MSH-RH, MRH	Melanotropin-Releasinghormon, Melanoliberin

MTD	maximale Tagesdosis

N

N	Stickstoff
N.	Nervus
Na	Natrium
NaCl	Natriumchlorid, Kochsalz
neg.	negativ
Neugeb.	Neugeborenes
NHL	Non-Hodgkin-Lymphom
NK-Zellen	natürliche Killerzellen
NMR	nuclear magnetic resonance, Kernspintomografie, -gramm
Nn.	Nervi
NNH	Nasennebenhöhle
NNM	Nebennierenmark
NNR	Nebennierenrinde
NW	Nebenwirkung

O

o. B.	ohne (krankhaften) Befund
oGTT	oraler Glukosetoleranztest
op	operativ
OP	Operation, Operationssaal; Originalpackung

P

Pa	Pascal
p.-a.	posterior-anterior
Pat.	Patient
path(o)	pathologisch, krankhaft
Pathogen.	Pathogenese, Krankheitsentstehung
PAVK	periphere arterielle Verschlusskrankheit
pCO_2	Kohlendioxidpartialdruck
PDA	Periduralanästhesie

PE	Probeexzision
PEEP	positiver endexspiratorischer Druck (pressure)
PET	Positronenemissionstomografie, -gramm
pH	Wasserstoffionenkonzentration, Säuregrad
p. i.	post injektionem, nach der Injektion
PID	Präimplantationsdiagnostik
Pl.	Plexus, Sing. und Pl.
Pl	Plural
Plv.	Pulver
PMS	Prämenstruelles Syndrom
PNS	peripheres Nervensystem
p. o.	per os, durch den Mund
pO_2	Sauerstoffpartialdruck
pos.	positiv
post.	posterior
p. p.	post partum, nach der Endbindung bzw. Geburt
ppm	parts per million, Teile auf eine Million
p. r.	post radiationem, nach der Bestrahlung
Präp.	Präparat
PRL	Prolaktin
PRL-IH	Prolaktin-Inhibitinghormon
PRL-RH	Prolaktin-Releasinghormon
Proc.	Processus, Sing. und Pl.
Progn.	Prognose
Prophyl.	Prophylaxe
prox.	proximal
PSA	prostataspezifisches Antigen
PSR	Patellarsehnenreflex
PTH	Parathormon
PTT	partielle Thromboplastinzeit (time)

R

R.	Ramus
RAAS	Renin-Angiotensin-Aldosteron-System
Rad.	Radix, Wurzel
RAS	Renin-Angiotensin-System

RDS	respiratory distress syndrome, Atemnotsyndrom (bei Neugeborenen)
REM	rapid eye movements
RES	retikuloendotheliales System
Rh-Faktor	Rhesusfaktor
RIA	Radioimmunassay
RNA, RNS	Ribonuklein(acid)säure
Rö	Röntgen(untersuchung)
Rp.	Rezept, recipe! = nimm…!
RQ	respiratorischer Quotient
Rr.	Rami
RR	Blutdruck nach Riva-Rocci
RV	Residualvolumen

S

s	sächlich; Sekunde
S	Sakral-(Kreuzbein-)segmente des Rückenmarks ($S_1 - S_5$), Kreuzbeinwirbel ($S_1 - S_5$); Schwefel
SARS	severe (schweres) acute respiratory syndrome
SAS	Schlafapnoe-Syndrom
s. c.	subkutan
SHT	Schädel-Hirn-Trauma
SIDS	Sudden-Infant-Death-Syndrome, plötzlicher Kindstod
SI-Einheit	Système International d´Unites
sin.	sinister
Sing.	Singular
SIRS	systemic inflammatory response syndrome, generalisierte systemische Entzündung als Reaktion auf Endotoxine
SSW	Schwangerschaftswoche
Std.	Stunde
STH	Somatotropes Hormon, Wachstumshormon
sup.	superior
Supp.	Suppositorium

SV	Schlagvolumen
SWK	Sakralwirbelkörper
Sympt.	Symptom
syn.	synonym
Syndr.	Syndrom

T

T_3	Trijodthyronin
T_4	Thyroxin
Tbc, Tbk	Tuberkulose
Tbl.	Tablette
Tct.	Tinktur
TEE	transösophageale(s) Echokardiografie, -gramm
Temp.	Temperatur
TENS	transkutane elektrische Nervenstimulation
TEP	Total-Endoprothese
Th	Thorakal-(Brust-)segmente des Rückenmarks ($Th_1 – Th_{12}$), Brustwirbel ($Th_1 –Th_{12}$)
Ther.	Therapie
therap.	therapeutisch
TIA	transitorische ischämische Attacke
Tr.	Tractus; Truncus
TRH	Thyreotropin-Releasinghormon
TSH	thyroidstimulierendes Hormon des HVL
TSS	toxic shock syndrome

U

UKW	Ultrakurzwelle
UV	Ultraviolett
U/min	Umdrehungen pro Minute
Urspr.	Ursprung

V

V.	Vena
V. a.	Verdacht auf
ven.	venös
ventr.	ventral
Vit.	Vitamin
VK	Vitalkapazität
VNS	vegetatives Nervensystem
VSD	Ventrikelseptumdefekt
Vv.	Venae

W

w	weiblich
WHO	World Health Organization, Weltgesundheitsorganisation
WK	Wirbelkörper
Wo.	Woche
WS	Wirbelsäule

Z

Z. n.	Zustand nach
ZNS	Zentralnervensystem
ZVD	zentraler Venendruck
ZVK	zentraler Venenkatheter

VORSILBEN UND IHRE BEDEUTUNG

a…	verneinend, weg
ab…	weg, ab, ent, miss
ad…	zu, hinzu, bei
aero…	Luft, Gas
akro...	äußerst, zuoberst, an den Enden
allo…	anders, gegensätzlich
alpha…	das Erste, das Wichtigste
amb…, ambi…	herum, allseitig, verschieden, bei
an…, ana…	aufwärts, auseinander, erneut, zusammen, gegen, entsprechend
andro…	männlich, Mann
angio…	Gefäß
anthropo…	Mensch
ante...	vor
anti…	gegen, gegenüber
apo…	weg von, entfernt von
audio…	hörbar, Gehör
auto…	selbst, eigen, unmittelbar
basal…	grundlegend, an der Grundfläche
beta…	das Zweite, das Zweitwichtigste
bi…	zwei, doppelt, zweimal
bio…	das Leben betreffend, mit dem Leben in Verbindung stehend
brachy…	kurz
brady…	langsam
chir(o)…	Hand
chol…	Galle
chondro…	Knorpel, Knorpelgewebe
chromo…	Farbe, Pigment
chrono…	Zeit, die Zeit betreffend

circum…	ringsherum
contra…	gegen, gegenüber
de…	von, weg, ab, herab
dermato…	Haut
di…	zweifach
dia…	durch, hindurch, auseinander
dis…,dif…	auseinander, hinweg; zweimal, doppelt
dys…	anomal, krankhaft, mangelhaft
ekto…	außen, außerhalb
en…, em…	hinein, innerhalb
endo…, ento…	innen, innerhalb
entero…	Darm, Eingeweide
epi…	darauf, bei, darüber
ergo…	Arbeit, funktionelle Tätigkeit
erythro…	rot, rot gefärbt
eu…	gut, gut ausgebildet, gesund, schön
ex…	aus, heraus, weg, ehemalig
exo…	nach außen, außerhalb
extra…	besonders, außer, außerhalb, zusätzlich
foto…	Licht
galakto…	Milch
gamma…	der Dritte in einer Reihe
gastro…	Magen
ger…, gero…	im Alter auftretend
geronto…	alte Menschen betreffend, auf Alter beruhend
glyko…	Zucker, süß
gyno…,gynäko…	das weibliche Geschlecht betreffend
hämato…, hämo…	Blut, blutartig
haplo…	einfach, nur einmal vorhanden
helio…	Sonnen...
hemi…	halb, zur Hälfte, halbseitig
hetero…	anders, ungleich, verschieden

hidro…	Schweiß
histo…	Körpergewebe, Gewebe
hoio…	ganz
homo…	gleich, gleichartig
homoio, homöo…	gleich, ähnlich, gleichartig
human…	den Menschen betreffend
hyalo…	glasartig, durchsichtig
hydro…	Wasser
hygro…	feucht, Wasser
hyper…	über, übermäßig, über… hinaus
hypno…	Schlaf
hypo…	darunter, unterhalb
hystero…	Gebärmutter
iatro…	ärztlich
idio…	eigentümlich, besonders
il…, im…, in…, ir…	ohne, nicht; ein, hinein
immun…	unempfänglich für Krankheiten
infra…	unterhalb, jenseits von
inter…	zwischen
intra…	innerhalb
intro…	hinein, nach innen
iso…	gleich
kardio…	Herz
karzino…	krebsartig, den Krebs betreffend
kata…	hinab
kerato…	Horn
kol…, kom…, kon…, kor…	zusammen, mit
kontra…	gegen, entgegen
kryo…	Kälte, Frost
krypto…	geheim, verborgen
lepto…	dünn
leuko…	weiß
lipo…	Fett
litho…	Stein

logo…	Wort, Vernunft
makro…	groß
masto…	Mutterbrust; größer als normal
mega…	groß, bedeutend
Mega…	das Millionenfache
meio...	kleiner, weniger
melano…	schwarz, pigmenthaltig
meso…	in der Mitte, zwischen
meta…	danach
metro…	Gebärmutter
mikro…	klein, fein; ein Millionstel
mono…	allein, einzeln
mot…,moto…	Bewegung
multi…	viel, vielfach
myelo…	das Mark betreffend (z. B. Knochen-, Rückenmark)
myko…	Pilz
myo…	Muskel
myxo…	Schleim
nano…	winzig klein, zwergenhaft
nekro…	Leichnam, Absterbendes, Abgestorbenes
neo…	neu, jung,
nephro…	Niere
neuro…	Nerv
normo…	normal, der Norm entsprechend
noso…	Krankheit, krankhaft
nulli…	kein
nykto…	Nacht, Dunkelheit
öko…	Lebensraum, Umwelt; die Wirtschaft betreffend
oligo…	wenig, gering
onko…	Geschwulst, Tumor
opto…	Sehen, Gesichtssinn
ophthalmo…	Auge

ortho…	gerade, aufrecht, richtig
osteo…	Knochen
oto…	Ohr
ovo…	Ei
oxy…	Sauerstoff enthaltend, … brauchend
pachy…	dick, verdickt
päd…, pädo…	das Kind betreffend
palaio…	alt
pan…	umfassend, ganz
par…,para…	neben, bei, gegen
path…,patho…	Leiden, Krankheit
per…	durch, hindurch
peri…	um, herum
phaeo…	braun
phag…	fressend, vertilgend
pharmako…	Heilmittel
phil…	lieb, wert
physio…	Natur, natürlich
pneum(at)**…**	Luft, Gas, Atem
polio…	grau
pollakis…	oft
poly…	viel, oft
post…	hinter, nach
prae…, prä…	vor, voraus
praeter…	außer, entgegen
presby…	alt
pro…	vor, vorher; für
pseud…, pseudo…	unecht, vorgetäuscht
psycho…	die Seele betreffend
ptyalo…	Speichel
py…, pyo…	eitrig, Eiter
radio…	Strahl, Strahlung
re…	zurück, wieder, wiederholt
retro…	rückwärts, hinter, nach hinten, zurück
rhodo…	rot

schizo…	Spalt
se…	ab, auseinander
semi…	zur Hälfte, halb
sklero…	hart
somato…	körperlich, den Körper betreffend
steato…	Fett
steno…	eng, schmal
sub…	minder, unter, unterhalb
super…,supra…	über, übermäßig, oberhalb
sympathiko…	den Sympathikus betreffend
sym…, syn…	zusammen, gleichzeitig
tachy…	schnell, beschleunigt
tauto…	ein und dasselbe
tele…	fern, am Ende
tetra…	vier, vierfach
thermo…	warm, Wärme, Temperatur
thymo…	Seele, Gemüt
topo…	Ort, Lage, Lagebeziehung
toxiko…	Gift, Vergiftung
trans…	hindurch, hinüber
tricho…	Haar, haarförmiges Gebilde
ultra…	über, hinaus, äußerst
uro…	Harn, Urin
vago…	den N. vagus betreffend
vaso…	Blutgefäße betreffend
zephalo…	Kopf, Schädel
zirkum…	um, herum
zoo…	Tier
zyano…	blau
zyklo…	kreisförmig, periodisch wiederkehrend
zyto...	Zelle

Nachsilben und ihre Bedeutung

...abel	möglich
...algie	Schmerz
...ämie	Blut, Blutkrankheit
...and	etwas geschehen lassen (passivisch)
...ant	etwas tun (aktivisch)
...ation	Ergebnis einer Handlung, eines Geschehens
...biose	Lebensweise
...ergie	wirksame Funktion, wirksamer Bestandteil
...fizieren...fizierung	machen, herstellen; Herstellung
...fikation	abgeschlossene Handlung
...gam	Befruchtung, die Ehe betreffend
...gen	erzeugend, ausgehend von..., geeignet sein
...graf	in Zusammensetzungen mit Apparaten zur grafischen/bildlichen Darstellung z. B. von Körperteilen oder Organen oder Messergebnissen
...grafie	Aufzeichnung, (grafische) Darstellung, Abbildung
...gramm	(grafisch) Aufgezeichnetes; Eindruck
...iater	Arzt
...iatrie	Heilkunde
...ierung	Handlung, Geschehen selbst
...itis	Entzündung
...loge	Wissenschaftler, Forscher
...logie	Lehre, Wissenschaft
...lyse	Lösung, Auflösung
...makro	groß, lang, größer als normal

...man	süchtig
...mane	krankhaft Veranlagte(r)
...manie	Sucht, übertriebene Leidenschaft
...metrie	Vermessung
...meter	Messer
...nomie	Gesetz, Gesetzlichkeit
...om	Geschwulst
...ose, ...osis	Krankheit
...path	an einer Krankheit leidend
...penie	krankhafte Verringerung, Mangel
...phag	fressend, vertilgend
...phil	lieb, wert
...phob	eine Abneigung haben, etwas meiden
...plegie	Lähmung
...poese	Bildung; Entstehung
...skopie	optische Untersuchung, Spiegelung
...som	Körper, Leib
...stomie	operativ hergestellte Verbindung zwischen Hohlorganen
...tomie	operative Öffnung, Schnitt, Zergliederung
...trop	einwirkend, gegen etwas gerichtet
...troph	sich ernährend
...trophie	Ernährung, Lebensweise
...urie	Harn, Urin
...zele	Eingeweidebruch
...zid	abtötend
...zysto	Blase
...zyt	Zelle
...zytose	erhöhte Zellzahl

A

AB0-System	wichtigstes Blutgruppensystem bei Bluttransfusionen
Abdomen, *s*	Bauch
abdominal	zum Bauch gehörend
Abduktion, *w*	Abspreizen (Seitenbewegung der Extremitäten)
abduzieren	abspreizen
Abduktoren	Muskeln, die das Abspreizen eines Körperteils bewirken
Aberration, *w*	Abweichung
Ablatio, *w*	Abtragung oder Entfernung erkrankter Organe oder Organteile
Abort, *m*	Beendigung einer Schwangerschaft vor Ende der 28. Schwangerschaftswoche
Abrasio, *w*	Ausschabung, z. B. der Gebärmutter nach Abort* oder zu diagnostischen Zwecken
Abruptio, *w*	Abreißen, z. B. Ablösung der Plazenta* oder Schwangerschaftsabbruch
Absence, *w*	kurze Bewusstseinstrübung, Epilepsieform
absorbieren	aufsaugen, aufnehmen
Abstinenz, *w*	Enthaltung von Genuss- bzw. Suchtmitteln oder auch von Geschlechtsverkehr
Abszess, *m*	abgegrenzte Eiteransammlung im Körper
Abusus, m	Missbrauch z. B. von Alkohol, anderen Genuss- oder Arzneimitteln
Acetabulum, *s*	Hüftgelenkspfanne
Acetylcholin, *s*	einer der wichtigsten Neurotransmitter* im menschlichen Organismus
Acinus, *m*	beerenförmiges Drüsenendstück
Acromion (Akromion), *s*	Schultereck, Schulterhöhe
Adap(ta)tion, *w*	Anpassung, Fähigkeit der Lebewesen, sich an veränderte Umweltbedingungen anzupassen

adaptieren — anpassen
adäquat — angemessen, angepasst
Adduktion, *w* — Heranführen eines Körperteils an die Körper- bzw. Gliedmaßenachse
Adduktoren — Muskeln, die eine Adduktion* bewirken
Adenin — eine der 4 Komplementärbasen der DNA* und RNA*
Adenohypophyse, *w* — Hypophysenvorderlappen
Adenokarzinom, *s* — aus Drüsengewebe hervorgegangene bösartige Geschwulst
Adenom, *s* — meist gutartige, von Drüsengewebe ausgehende Geschwulst
Adenosindiphosphat — Energieüberträger in den Zellen, ADP*
Adenosintriphosphat — wichtigster Energielieferant, ATP*
Adenotomie, *w* — operative Entfernung von Wucherungen der Rachenmandel oder der Rachenmandel selbst
Adhärenz, *w* — Haftenbleiben, auch Verwachsung
Adhäsion, *w* — Verwachsung, Verklebung von Organen, Geweben, Eingeweiden
Adipositas, *w* — Fettsucht
Adiuretin, *s* — vgl. Antidiuretisches Hormon
Adjuvans, *s* — nicht wirksamer Stoff in einem Arzneimittel, der jedoch die Wirkung der anderen Bestandteile fördert
ad libitum — nach Belieben, ohne Beschränkung
Adnexe, *w* — Anhangsgebilde der Gebärmutter (Eierstock und Eileiter)
Adnexitis, *w* — Eierstock- bzw. Eileiterentzündung
Adoleszenz, *w* — Zeit zwischen Pubertät und Erwachsenenalter
Adrenalin, *s* — Nebennierenmarkhormon, Stoffwechselhormon, Stresshormon
adrenerg — auf Adrenalin reagierend
adrenokortikotropes Hormon — ACTH, Hormon* des Hypophysenvorderlappens, stimuliert die Freisetzung von Kortisol* in der Nebennierenrinde
Adsorbens, *s* — Mittel zur Bindung gelöster Substanzen und

	Gase z. B. zur Entgiftung und Resorptionsverminderung im Magen-Darm-Trakt
Adstringens, *s*	zusammenziehend wirkendes, Membranen bildendes Mittel zur Wundversorgung
adult	erwachsen
Adventitia, *w*	syn. Tunica adventitia
aerob	Sauerstoff zum Leben (Energiefreisetzung) brauchend, gilt für die meisten Lebewesen
Aerobier	Lebewesen, die elementaren Sauerstoff benötigen
Aerosol, *s*	feinstverteilte feste oder flüssige Stoffe in Luft oder Gasen
Affekt, *m*	kurz dauerndes starkes Gefühl
afferent	zuführend, hinführend
Afferenz, *w*	Erregung, die von der Peripherie (Sinneszellen) über afferente* Nervenfasern zum ZNS* geleitet wird
Agenesie, *w*	vollständiges Fehlen einer Organanlage bzw. eines Organs, auch Aplasie
agglutinabel	zur Verklumpung, bzw. Zusammenballung fähig
Agglutination, *w*	Zusammenballung, Verklumpung, Verklebung, z. B. der Erythrozyten*
Agglutinine	Antikörper*, die bei Zugabe von Antigenen* eine Agglutination* bewirken
Agglutinogen, *s*	agglutinable Substanz, die als Antigen* wirkt
Aggravation, *w*	Verschlimmerung einer Krankheit oder Übertreibung von Symptomen
Aggregation, *w*	= Agglomeration; unspezifische, reversible* Zusammenballung von Erythrozyten* und Thrombozyten*
Agonie, *w*	Todeskampf, zunehmende irreversible Einschränkung der Körperfunktionen
Agonist, *m*	der Aktive, z. B. sich kontrahierender Muskel, wirksames Arzneimittel
Agoraphobie, *w*	Platzangst, krankhafte Angst, freie Plätze o. Ä. zu überqueren

Akinese, *w*	Bewegungsarmut bis Bewegungslosigkeit
Akklimatisation, *w*	umkehrbarer physiologischer Anpassungsvorgang an sich verändernde Umweltfaktoren
Akkommodation, *w*	Anpassung des Auges an unterschiedliche Entfernungen durch Änderung der Brechkraft der Linse
Akkumulation, *w*	Anreicherung von Stoffen im Körper, z. B. von Giften oder radioaktivem Jod in der Schilddrüse zu therapeutischen Zwecken
Akne, *w*	Erkrankungen bzw. Entzündungen der Talgdrüsen mit der Folge von Knötchen und Pusteln
Akren	Körperenden, z. B. Nase, Kinn, Ohrmuscheln, Endglieder der Finger und Zehen
Akromegalie, *w*	krankhafte Vergrößerung von Körperenden
Aktinfilamente	Bestandteile der Myofibrillen* in den Muskelzellen und des Zytoskeletts*
Aktionspotenzial, *s*	elektrische Erregung von Nerven- und Muskelzellen, vorübergehnde Änderung des Membranruhepotenzials* zur Informationsweiterleitung
Akupressur, *w*	Variante der Akupunktur, Massage bestimmter Körperpunkte mit den Fingerkuppen unter Berücksichtigung von Meridianen, d. h. „unsichtbaren Energieleitbahnen" (traditionelle chinesische Medizin)
Akupunktur, *w*	Einstechen von Nadeln in bestimmte Punkte der Körperoberfläche, Verfahren der traditionellen chinesischen Medizin
akut	plötzlich auftretend, heftig, meist von kurzer Dauer
Akzeleration, *w*	Wachstums- und Entwicklungsbeschleunigung in den entwickelten Ländern
akzessorisch	hinzukommend
Albinismus, *m*	anlagebedingtes Fehlen der Pigment* (Melanin*)-bildung in den Augen, den Haaren, der Haut

Albumin, *s* — Eiweißgruppe, 60 % des Gesamteiweißes im Blutplasma
Aldosteron, *s* — Mineralokortikoid* der Nebennierenrinde, beeinflusst Wasser-Salz-Haushalt
alimentär — mit der Ernährung zusammenhängend, durch die Ernährung bedingt
Alkalose, *w* — Basenüberschuss, Verschiebung des pH-Wertes* über 7,4 aufgrund einer Störung des Säure-Basen-Haushaltes
Alkoholismus, *m* — Abhängigkeit und Missbrauch von Alkohol mit körperlichen, geistigen, psychischen und sozialen Folgeschäden
Allel, *s* — Zustandsform eines Gens* auf homologen* Chromosomen*
Allergene — allergieauslösende Antigene*
Allergie, *w* — Überempfindlichkeit gegen Allergene*
Alles-oder-Nichts-Gesetz — eine Reaktion auf einen Reiz* erfolgt entweder vollständig oder gar nicht
Alloplastik, *w* — plastische Operation, bei der körperfremdes, künstliches Material verwendet wird, z. B. Kunststoff, Metall
Alopezie, *w* — Bezeichnung für alle Formen krankhaften Haarausfalls
alveolär, alveolaris — die Alveolen* betreffend, bläschenförmig
Alveole, *w* — Lungenbläschen, Zahnfach
Alzheimer-Demenz, *w* — degenerative* Erkrankung der Groß- bzw. Endhirnrinde
Amalgam, *s* — Legierung aus Quecksilber und anderen Metallen, als Zahnfüllung umstritten
Amenorrhö, *w* — Ausbleiben bzw. Fehlen der Menstruationsblutung*
Amine — Abkömmlinge des Ammoniaks
Aminosäuren — Grundbausteine der Eiweißkörper (Peptide* und Proteine*)
Ammonshorn, *s* — syn. Cornu ammonis
Amnesie, *w* — Gedächtnisschwund, Erinnerungslücke für einen Zeitraum vor (antegrade A.) oder nach

	(retrograde A.) oder während einer Bewusstseinsstörung
Amnion, *w*	innerste Eihaut und damit Teil der Fruchtblase
Amniozentese, *w*	Punktion der Fruchtblase durch die Bauchdecke der Mutter zwecks Fruchtwassergewinnung zu diagnostischen Zwecken
Amok, *m*	Zustand der Geistesgestörtheit bei scheinbar gesundem Menschen, Auftreten von Angriffs- und Mordlust
Amphetamine	Betäubungsmittel, Substanzen zur Erregung des Zentralnervensystems und Hebung der Stimmungslage
Amphiarthrose, *w*	straffes Gelenk
Amplitude. *w*	Schwingungsweite, größter Ausschlag eines schwingenden Systems
Ampulla, *w*	Erweiterung, Ausbuchtung
– **recti**	Mastdarmampulle
Amputation, *w*	Abtrennung eines Körperteils
Amylasen	Stärke spaltende Enzyme
Anabolikum, *s*	synthetisch hergestellte Substanz, die im Körper die Eiweißsynthese aus aufgenommenem Nahrungseiweiß fördert, als Dopingmittel missbraucht
Anabolismus, *m*	Baustoffwechsel, Aufbau von neuen Zellbestandteilen und Zellen, vgl. Assimilation
anaerob	ohne Sauerstoff lebend, z. B. Bakterien
Anaerobier	Mikroorganismen, die ohne Sauerstoff leben
anal	den After (Anus*) bzw. Analkanal betreffend
Analgesie, *w*	Aufhebung der Schmerzempfindung
Analgetikum/a	schmerzstillende/s Mittel
Anämie, *w*	Bezeichnung für Krankheiten, die auf der Verminderung des Hämoglobins* beruhen
– **perniziöse**	bösartige Form der Anämie* aufgrund des Fehlens des Intrinsic-Faktors* in der Magenschleimhaut und deshalb der ungenügenden Verwertung des Vitamins B_{12} (Extrinsicfaktor)
Anamnese, *w*	Krankheitsgeschichte des Patienten und

seiner Familie

Anästhesie, *w* — Ausschaltung der Schmerzempfindung durch Narkose oder örtliche Betäubung

Anastomose, *w* — natürliche Verbindung zwischen Blutgefäßen, Lymphgefäßen, Nerven oder operative Verbindung zwischen Hohlorganen

Anatomie, *w* — Teilgebiet der Morphologie*, Lehre vom Bau der Organismen

Androgene — männliche Sexualhormone

Aneurysma, *s* — krankhafte Erweiterung oder Ausbuchtung einer Arterie

Angina, *w* — Beengungsgefühl, Beklemmung

Angiografie, -gramm — röntgenologische Gefäßdarstellung nach Kontrastmittelgabe

Angiotensine — zu den Gewebshormonen zählende Gruppe von Peptidhormonen*

Angulus, *m* — Winkel

– costae — Rippenwinkel

– inferior scapulae — Winkel am unteren Ende des Schulterblattes

– lateralis scapulae — seitlicher Schulterblattwinkel

– sterni — Brustbeinwinkel

animal, animalisch — tierisch

Anion, *s* — negatives Ion*

Ankylose, *w* — Versteifung von Gelenken in Beugestellung

Anomalie, *w* — Abweichung von der Norm

Anorexie, *w* — Appetitlosigkeit

Anorexia nervosa — Pubertätsmagersucht

Antagonist, *m* — Gegenspieler des Agonisten*

antagonistisch — gegensätzlich, entgegengesetzt

Antazidum, *s* — die Magensäure bindendes Mittel

Anteflexio uteri — natürliche Beugung des Gebärmutterkörpers nach vorn

anterior — vorn (beim Menschen identisch mit ventral*)

Anteversion — Bewegung einer Extremität nach ventral*

Anti-Aging, *s* — Präventiv- und Behandlungskonzepte zur Verlangsamung von Alterung

antibakteriell — gegen Bakterien wirksam

Antibiogramm, *s*	Ergebnis der Empfindlichkeitsuntersuchung von Bakterien gegenüber Chemotherapeutika*
Antibiotikum/a	Wirkstoff/e aus Stoffwechselprodukten von Mikroorganismen bzw. deren synthetische Nachbildung zur Abtötung von krankheitserregenden Bakterien
Antidiabetikum/a	Medikament/e zur Senkung des Blutzuckerspiegels bei Diabetes mellitus*
Antidiuretikum/a	Mittel zur Hemmung der Harnausscheidung
antidiuretisches Hormon	Hormon des Hypothalamus*, steuert die Wasserrückresorption in der Niere
Antidot, *s*	Gegenmittel, Gegengift
Antigen, *s*	Stoff, der eine Abwehrreaktion des Immunsystems* bewirkt
Antihistaminikum, *s*	Arzneimittel, das bei allergischen Krankheiten eingesetzt wird
Antihypertonikum, *s*	Mittel zur Senkung krankhaft erhöhten Blutdrucks
Antikoagulation, *w*	Hemmung der Blutgerinnung
Antikoagulans/-tien	Mittel zur Hemmung der Blutgerinnung
Antikonzeption, *w*	Schwangerschaftsverhütung
Antikörper, *m*	Eiweiße, die als Reaktion auf eine körperfremde Substanz von den B-Lymphozyten gebildet werden
antimikrobiell	gegen Krankheitserreger (Mikroben) gerichtet
Antimykotikum/a	Arzneimittel gegen Pilze
Antioxidans, Antioxidantien	Substanz/en (z. B. Vitamin C), die unerwünschte Oxidation im Körper hemmt/en
Antiphlogistikum/a	entzündungshemmendes Mittel
Antirheumatikum/a	Mittel gegen rheumatische Erkrankungen
Antisepsis, *w*	Bekämpfung von Krankheitserregern durch chemische Mittel mit dem Ziel der Keimarmut
Antiseptikum/a	Desinfektionsmittel zur Verhinderung von Wundinfektionen
antiviral	gegen Viren gerichtet bzw. wirksam
Antrum, *s*	syn. Pars pylorica
Anulus, *m*	Ring

– **fibrosus**	Faserknorpelring der Bandscheibe
– **inguinalis profundus**	innerer Leistenring
– **inguinalis superficialis**	äußerer Leistenring
Anurie, *w*	Harnproduktion unter 100 ml in 24 Stunden
Anus, *m*	After, Austrittsöffnung des Darmes für die Kotentleerung
Anus praeternaturalis	künstlicher Darmausgang
Aorta, *w*	Hauptschlagader
– **abdominalis**	Bauchaorta
– **thoracica**	Brustaorta
Aorteninsuffizienz	Schließunfähigkeit der Aortenklappe*
Aortenklappe	syn. Valva aortae
Apathie, *w*	Teilnahmslosigkeit, Antriebsmangel
apathogen	keine Krankheiten hervorrufend
Apertura, *w*	Öffnung
– **mediana ventriculi quarti**	hintere Öffnung im Boden des 4. Ventrikels zum Subarachnoidalraum, Magendie-Loch
– **thoracis inferior**	untere Brustkorböffnung
– **thoracis superior**	obere Brustkorböffnung
Aperturae	Öffnungen
– **laterales ventriculi quarti**	zwei seitliche Öffnungen im Boden des 4. Ventrikels zum Subarachnoidalraum, Luschka-Loch
Apex, *m*	Spitze
– **cordis**	Herzspitze
– **linguae**	Zungenspitze
– **nasi**	Nasenspitze
– **pulmonis**	Lungenspitze
– **vesicae**	Harnblasenscheitel
Aphasie, *w*	erworbene Sprachstörung
Aphrodisiakum/a	Mittel zur Anregung des Geschlechtstriebes
apikal	an der Spitze liegend
Apnoe, *w*	Atemstillstand
Aponeurosis, *w*	breite, flache Sehne
– **palmaris**	Sehnenplatte der Hohlhand
– **plantaris**	Sehnenplatte der Fußsohle
Apophyse, *w*	Muskelansatzhöcker

Apoplexia cerebri	auch apoplektischer Insult, Stroke, Schlaganfall, Gehirnschlag; Ausfall von Hirnregionen aufgrund von Hirnblutungen oder eines Gefäßverschlusses
Appendektomie, *w*	operative Entfernung des Wurmfortsatzes (Appendix*) des Blinddarmes
Appendix vermiformis, *w*	Wurmfortsatz des Blinddarms
Appendizitis, *w*	Entzündung der Appendix* (oft irrtümlich als Blinddarmentzüng bezeichnet)
applizieren	anwenden, verabreichen
Aqua, *w*	Wasser
Aqua destillata (dest.)	von Ionen* und Mineralien weitgehend befreites Wasser
Aquaeductus, *m*	Wasserleitung
– **cerebri**	Verbindungskanal zwischen der 3. und 4. Hirnkammer im Mittelhirn
Arachnoidea encephalis, *w*	Spinnwebenhaut des Gehirns
Arachnoidea spinalis	Spinnwebenhaut des Rückenmarks
Arcus, *m*	Bogen
– **anterior atlantis**	vorderer Wirbelbogen des Atlas
– **aortae**	Aortenbogen
– **costalis**	Rippenbogen
– **palmaris profundus**	tiefer Arterienbogen der Hohlhand
– **palmaris superficialis**	oberflächlicher Arterienbogen der Hohlhand
– **pubicus**	Schambeinbogen
– **vertebrae**	Wirbelbogen
– **zygomaticus**	Jochbogen
Area, *w*	Feld, Fläche
– **striata**	Endhirnrindenfeld im Hinterhauptlappen, Ende der Sehbahn
Areflexie, *w*	vollständiges Fehlen eines oder mehrerer Reflexe
Areola mammae, *w*	Brustwarzenhof
Arrhythmie, *w*	unregelmäßige Herzschlagfolge
Arteria, *w*	Arterie
– **axillaris**	Achselarterie
– **basilaris**	Schädelbasisarterie

– **brachialis**	Armarterie
– **carotis communis**	gemeinsame Halsarterie
– **carotis externa**	äußere Kopfarterie
– **carotis interna**	innere Kopfarterie
– **centralis retinae**	zentrale Netzhautarterie
– **cerebri media**	mittlere Endhirnarterie
– **coronaria**	Herzkranzarterie
– **dorsalis pedis**	Fußrückenarterie
– **facialis**	Gesichtsarterie
– **femoralis**	Oberschenkelarterie
– **fibularis**	Wadenbeinarterie
– **gastrica**	Magenarterie
– **hepatica**	Leberarterie
– **iliaca communis**	gemeinsame Darmbein-, Hüft- oder Beckenarterie
– **iliaca externa**	äußere Becken- oder Hüftarterie
– **iliaca interna**	innere Beckenarterie
– **lienalis** (splenica)	Milzarterie
– **lingualis**	Zungenarterie
– **mesenterica inferior**	untere Gekrösearterie
– **mesenterica superior**	obere Gekrösearterie
– **occipitalis**	Hinterhauptarterie
– **ophthalmica**	Augenarterie
– **ovarica**	Eierstockarterie
– **poplitea**	Kniekehlenarterie
– **pulmonalis dextra**	rechte Lungenarterie
– **pulmonalis sinistra**	linke Lungenarterie
– **radialis**	Speichenarterie
– **renalis**	Nierenarterie
– **splenica** (lienalis)	Milzarterie
– **subclavia**	Schlüsselbeinarterie
– **temporalis**	Schläfenarterie
– **testicularis**	Hodenarterie
– **tibialis**	Schienbeinarterie
– **ulnaris**	Ellenarterie
– **vertebralis**	Wirbelarterie
Arteriae	Arterien

– arcuatae renis	Bogenarterien der Niere
– interlobulares	Zwischenläppchenarterien der Leber und der Niere
– oesophageae	Speiseröhrenarterien
– umbilicales	Nabelarterien
Arteriitis, *w*	Arterienentzündung
Arteriole, *w*	kleine Arterie
Arteriosklerose, *w*	krankhafte Veränderungen der Innenschicht der Arterienwände
Arthritis, *w*	entzündliche Gelenkerkrankung
Arthritis urica	Gicht, Abscheidung von Harnsäurekristallen in Gelenken
Arthrose, *w*	degenerative Veränderung von Gelenkflächen
Arthroskopie	Untersuchung des Gelenkinnern mithilfe eines optischen Spezialinstrumentes
Articulatio, *w*	Gelenk
– acromioclavicularis	äußeres Schlüsselbeingelenk, Schultereck gelenk
– atlantoaxialis lateralis	unteres Kopfgelenk
– atlantooccipitalis	oberes Kopfgelenk
– carpometacarpalis pollicis	Daumensattelgelenk
– coxae	Hüftgelenk
– cubiti	Ellenbogengelenk
– genus	Kniegelenk
– humeri	Schultergelenk
– humeroradialis	Oberarm-Speichen-Gelenk
– humeroulnaris	Oberarm-Ellen-Gelenk
– interphalangea distalis manus	Fingerendgelenk
– interphalangea proximalis manus	Fingermittelgelenk
– metacarpophalangea	Fingergrundgelenk
– mediocarpalis	distales Handgelenk
– radiocarpalis	proximales Handgelenk
– radioulnaris distalis et proximalis	distales und proximales Speichen-Ellen-Gelenk

– sacroiliaca	Kreuzbein-Darmbein-Gelenk
– sternoclavicularis	Brustbein-Schlüsselbein-Gelenk
– talocalcaneonavicularis	unteres Sprunggelenk
– talocruralis	oberes Sprunggelenk
– temporomandibularis	Kiefergelenk
– tibiofibularis	Schienbein-Wadenbein-Gelenk
Articulationes	Gelenke
– carpometacarpales	Handwurzel-Mittelhand-Gelenke II bis V
– manus	Handgelenke
– sternocostales	Brustbein-Rippen-Gelenke
Asbestose, *w*	Lungenkrankheit durch eingeatmeten Asbeststaub
Asepsis, *w*	Gesamtheit aller Maßnahmen, die zur Keimfreiheit führen, z. B. Sterilisation
Askariasis, *w*	Krankheit infolge Spulwurmbefalls
Asphyxie, *w*	Atemstillstand, Atemstörung, Behinderung des Gasaustauschs in der Lunge
Aspiration, *w*	ungewolltes Einatmen von Flüssigkeiten oder festen Stoffen
Assimilation, *w*	schrittweise Umwandlung körperfremder in körpereigene Stoffe
– autotrophe	Aufbau körpereigener Stoffe aus anorganischen Stoffen
– heterotrophe	Aufbau körpereigener Stoffe aus organischen Stoffen
Assoziationsbahnen	Nervenfasersysteme, die Zentren innerhalb einer Hirnhälfte miteinander verbinden
Asthenie, *w*	Kraftlosigkeit, Schwäche
Astheniker	Konstitutionstyp* mit langen Gliedmaßen, langem Hals, kleinem Kopf und schmalem Brustkorb
Asthma, *s*	Atemnot, anfallsweise, hochgradige Kurzatmigkeit
Astigmatismus, *m*	krankhafte Veränderung der Hornhautkrümmung mit der Folge von Sehstörungen
Astrozyten	sternförmig verzweigte, zur Phagozytose*

	befähigte Gliazellen* des ZNS*, bilden Blut-Hirn-Schranke
asymptomatisch	ohne spezifische oder erkennbare Krankheitszeichen verlaufend
Aszites, *m*	Ansammlung von seröser Flüssigkeit in der Bauchhöhle, besonders im Bereich des Bauchfells
Ataxien	ungeordnete Bewegungen
Atelektasen	Luftknappheit oder Luftleere aufgrund mangelnder Entfaltung der Lungenalveolen
Atemfrequenz	Anzahl der Atemzüge pro Minute (in Ruhe 16 – 18)
Atemminutenvolumen	Atemvolumen, das pro Minute ein- und ausgeatmet wird
Atemzugvolumen	Luftmenge, die in Ruhe aus- und eingeatmet wird
Atherom, *s*	Grützbeutel, gutartige Geschwulst von Talgdrüse und Haarbalg
Athletiker, *m*	muskulöser, kräftiger Körperbautyp
Ätiologie, *w*	Lehre von den Krankheitsursachen
Atlas, *m*	1. Halswirbel, Träger des Schädels
Atresie, *w*	Fehlen oder Verschluss einer Körperöffnung
Atrioventrikularblock	bradykarde* Herzrhythmusstörung; Verzögerung bis totale Blockierung der Erregungsüberleitung von von Herzvorhöfen auf die Herzkammern
Atrioventrikularklappe	syn. Valva atrioventricularis
Atrioventrikularknoten	Vorhof-Kammer-Knoten, Teil des Erregungsleitungssystems, sekundärer Schrittmacher des Herzens
Atrium dextrum, *s*	rechter Vorhof des Herzens
Atrium sinistrum, *s*	linker Vorhof des Herzens
Atrophie, *w*	Schwund von Zellen, Geweben, Organen (z. B. Knochen, Muskeln)
Atropin, *s*	giftiger Bestandteil von Nachtschattengewächsen, als krampflösendes Heilmittel genutzt

Attacke, transitorische ischämische	TIA; flüchtiger ischämischer* Insult*; leichter Schlaganfall bzw. Gefahr eines Schlaganfalls
Atypie, *w*	Abweichung vom Normalen
Auerbach-Plexus, *m*	syn. Plexus myentericus
Aura, *w*	Anfangssymptome z. B. vor Migräne- oder epileptischem Anfall
Auricula, *w*	Ohrmuschel
– atrii dextra	rechtes Herzohr
– atrii sinistra	linkes Herzohr
Auskultation	Abhören von Körpergeräuschen mit Ohr oder Stethoskop
aut idem	= oder Gleiches; Vermerk auf Arzneimittelrezept; Regelung, die zur Abgabe eines wirkstoffgleichen Arzneimittels in der Apotheke verpflichtet, wenn der Arzt dies nicht ausdrücklich ausgeschlossen hat
Autismus, *m*	Form der Gefühlsstörung mit Unzugänglichkeit, Kontaktstörung
autogen	vom selben Individuum stammend, selbst erzeugen
Autoimmunkrankheit	Krankheit, bei der körpereigene Strukturen vom eigenen Immunsystem* angegriffen werden
Autoinfektion	„Selbstansteckung", z. B. durch Escherichia (E.) coli oder Staphylokokkus aureus
autoklavieren	Erhitzen unter Druck in einem Spezialgefäß (Autoklav) zur Sterilisation von Instrumenten und Verbandstoffen
Autolyse, *w*	„Selbstauflösung", enzymatischer Abbau von absterbendem bzw. abgestorbenem Körpergewebe
Automatie	selbsttätig ablaufende Organfunktion, z. B. Erregungsbildung im Herzen (Autorhythmie)
Automatie, myogene	Kontraktionsauslösung der glatten Muskulatur von der Muskelzelle selbst
autonom	unabhängig, selbstständig
Autopsie, *w*	Leichenschau zur Ermittlung der Todesursache

Autosomen	Chromosomen* außer Geschlechtschromosomen
Autosuggestion	Selbstbeeinflussung, auch durch krankhafte Vorstellungen
Autotransfusion	Eigenblutübertragung
Autotransplantation	Verpflanzung körpereigenen Gewebes
avirulent	nicht ansteckend, nicht krankmachend
Avitaminose	Krankheit durch Fehlen oder ungenügende Zufuhr eines oder mehrerer Vitamine
Axilla, *w*	Achsel
axillar	auf die Achselhöhle bezogen
Axis, *m*	2. Halswirbel, Dreher
Axolemm, *s*	Zellmembran der Nervenzellen
Axon, *s*	langer Fortsatz einer Nervenzelle, leitet Erregungen vom Nervenzellkörper weg
A-Zellen	Glukagon* bildende Zellen der Langerhans-Inseln*
Azidose	Verschiebung des pH-Wertes* unter 7,36 aufgrund einer Störung des Säure-Basen-Haushaltes (pH-Wert unter 7,0 führt zum Tode)
Azoospermie	Fehlen reifer Spermien* im Ejakulat*

B

Bakteriämie	Kreisen von Bakterien in der Blutbahn, evtl. Folge: Sepsis*
bakteriell	durch Bakterien hervorgerufen, Bakterien betreffend
Bakterien	einzellige kernlose Mikroorganismen, auch Krankheitserreger
Bakterienflora	auf der Haut und auf Schleimhäuten lebende Bakterien (z. B. im Darm, in der Scheide)
bakterizid	bakterienvernichtend, keimtötend
Bakteriophagen, Phagen	Virengruppe, die auf Bakterien als Wirtszelle spezialisiert ist und diese vernichtet
bakteriostatisch	bakterienhemmend
Balneologie	Bäderheilkunde
Balneotherapie	Anwendung von therapeutisch wirkenden Stoffen in Bädern und anderen Wasseranwendungen
banal	harmlos, unspezifisch
Barbiturat, *s*	Beruhigungs- und Schlafmittel, Gefahr der Abhängigkeit
basal	die Grundfläche betreffend
Basaliom, *s*	bösartiger Tumor der lichtexponierten Haut, metastasiert sehr selten
Basalganglien	Nervenkerne des motorischen Systems (Gebiete grauer Substanz in der weißen Substanz des End- oder Großhirns)
Basalis, *w*	Regenerationsschicht der Gebärmutterschleimhaut
Basallamina	syn. Lamina basalis
Basedow-Krankheit	Überfunktion der Schilddrüse (Hyperthyreose*)
Basilarmembran	syn. Membrana basilaris
Bauhin-Klappe	syn. Valva ileocaecalis
Bazillen	meist bewegliche, sporenbildende stäbchenförmige Bakterien*

BCG-Impfung	= bacille bilié Calmette-Guérin; apathogene Tuberkelbakterien, die zur prophylaktischen Tuberkuloseschutzimpfung genutzt werden können
Bechterew-Krankheit	Spondylarthritis ankylopoetica, fortschreitende Versteifung und Verkrümmung der Wirbelsäule nach vorn
Becquerel	Maßeinheit für die Aktivität eines radioaktiven Strahlers
Bedside-Test	Überprüfung der Übereinstimmung der Blutgruppe von Blutkonserve und Empfänger
Benignität	Gutartigkeit
Beta(rezeptoren)-blocker	Substanzen, die die Wirkung v. a. des Adrenalins auf die Beta-Rezeptoren des sympathischen Nervensystems blockieren
Bifurcatio, *w*	Gabelung
– carotidis	Teilungsstelle der A. carotis communis*
– aortae	Aortengabel
– tracheae	Luftröhrengabel
Bikarbonate	vgl. Hydrogenkarbonate
bilateral	zweiseitig
Bilirubin, *s*	gelbes Abbauprodukt des Hämoglobins*, wichtigster Gallenfarbstoff; Blutwert, der Auskunft über die Funktionsfähigkeit der Leber gibt
Biliverdin, *s*	grünes Abbauprodukt des Hämoglobins*
Billroth-Operation	Resektion* erkrankter Magenabschnitte
bimanuell	Verwendung beider Hände, z. B. beidhändiges Abtasten
Biochemie	Wissenschaft von der chemischen Zusammensetzung der Organismen und deren Lebensprozessen (z. B. Atmung, Verdauung)
Biochirurgie	Einsatz von bestimmten Fliegenlarven zur Entfernung nekrotischen Gewebes
Biofeedback, *s*	Rückkopplung innerhalb von Regelkreisen biologischer Systeme
Biokatalysator, *m*	vgl. Enzym

Biologie	Naturwissenschaft, Lehre vom Leben
Biomembran, *w*	Begrenzungsschicht von Zellen und Zellorganellen*
Biopsie	Entnahme und mikroskopische Untersuchung von Geweben des Lebenden
Biotransformation	Stoffwechselvorgänge in der Leber, bei denen durch chemische Reaktionen nicht ausscheidbare Stoffe in ausscheidbare umgewandelt werden
bipolar	zweipolig, z. B. Nervenzelle mit 2 Fortsätzen
Bisexualität	sexuelle Orientierung auf beide Geschlechter
bland(e)	mild, reizlos, ruhig
Blastogenese	Furchung*, Entwicklung des Keimlings von der Befruchtung bis zur Einnistung in die Gebärmutterschleimhaut
Blastozyste	Keimblase, Entwicklungsstadium, das der Morula* folgt
Body-Mass-Index, *m*	BMI; Körpermasse in kg dividiert durch Quadrat der Körperlänge in m = kg : m^2; Maß zur Bestimmung des Ernährungszustandes und der Körpermasse
Bolus, *m*	Bissen
Bolustod	Ersticken oder Reflextod bei Kehlkopfverlegung
Borderline-Syndrom, *s*	Persönlichkeitsstörung, Instabilität in Emotionen, Affekten und sozialen Beziehungen, starke Impulsivität
Borreliose	Infektionskrankheit durch Borrelien (Bakterien*), Übertragung durch Kleiderläuse oder Zecken
Botulinustoxin, *s*	starkes Gift; in stark verdünnter Form (Botox) Anwendung zu therapeutischen Zwecken und in der Schönheitschirurgie
Botulismus, *m*	Lebensmittelvergiftung durch Botulinustoxin*, das von Bakterien* z. B. in verdorbenen Konserven gebildet wird
Bowman-Kapsel	doppelwandige Epithelhülle der Nierenkör-

	perchen
Bradykardie	Verlangsamung der Herzschlagfolge, <60/min
Bradykinesie	Verlangsamung von Bewegungen
Bradykinin, *s*	Gewebshormon, gefäßerweiterndes Oligopeptid*
Breitbandantibiotikum/a	Chemotherapeutikum/a*, gegen mehrere Bakterienstämme wirksam
brevis	kurz
Bries, *s*	syn. Thymus
Broca-Formel	Formel zur Bestimmung der Normalmasse: Körperlänge in cm minus 100 = Masse in kg
Broca-Zentren	motorische Sprachzentren der End- bzw. Großhirnrinde
Bronchialkarzinom, *s*	Lungenkrebs
Bronchiektase, *w*	ständige krankhafte Erweiterung von Bronchialästen
Bronchien	Aufzweigungen der Luftröhre in der Lunge
Bronchiolen	kleinste Äste der Bronchien*, an deren Ende sich die Lungenbläschen befinden
Bronchiolus terminalis	Endbronchiole*
Bronchitis	Schleimhautentzündung der Bronchien
Broncholytikum/a	Arzneimittel zur Herabsetzung des Tonus* der Bronchialmuskulatur
Bronchus principalis dexter, *m*	rechter Hauptast der Luftröhre
Bronchus principalis sinister, *m*	linker Hauptast der Luftröhre
Brunner-Drüsen	alkalischen Schleim bildende Drüsen des Zwölffingerdarms
Bucca, *w*	Wange, Backe
Bulbus, *m*	rundliches Organ bzw. Erweiterung
– duodeni	Anfangsteil des Zwölffingerdarms
– oculi	Augapfel
– olfactorius	Riechkolben, liegt auf der Siebbeinplatte
– pili	Haarzwiebel
Bulimie, *w*	Ess-Brech-Sucht
Bulletin, *s*	Bericht über den Gesundheitszustand

Burdach-Strang, *m* syn. Fasciculus cuneatus

Burnout-Syndrom, *s* „Ausgebranntsein“, totale Erschöpfung in körperlicher, geistiger und seelischer Hinsicht ohne Regenerationsfähigkeit nach Überbeanspruchung und Daueranspannung

Bursa, *w* Beutel, Tasche

– omentalis Netzbeutel, Bauchfelltasche

– synovialis Schleimbeutel

Bursitis Schleimbeutelentzündung

Bypass, *m* Umgehung eines krankhaft veränderten Gefäßabschnittes durch ein körpereigenes oder Kunststoffgefäß

B-Zellen Insulin* bildende Zellen der Langerhans-Inseln*

C

Calcaneus, *m*	Fersenbein
Calix, *m*	Kelch
– renalis	Nierenkelch
Calor, *m*	Wärme, eines der 5 Zeichen von Entzündungen
Calvaria, *w*	Schädeldach
Canalis, *m*	Kanal
– analis	Analkanal, letzter Teil des Mastdarms, endet mit dem After
– centralis	Zentralkanal des Rückenmarks
– cervicis uteri	Gebärmutterhalskanal
– inguinalis	Leistenkanal
– opticus	Verbindung zwischen Schädel- und Augenhöhle, enthält N. opticus* und A. ophthalmica*
– portalis	Glisson-Dreieck*, dreieckiger Bindegewebsspalt zwischen meist 3 Leberläppchen
– vertebralis	Wirbelkanal
Cannabis, *m*	Hanfpflanze mit harzigem Sekret, aus dem Haschisch und Marihuana (Rauschmittel) gewonnen werden
Cannon-Böhm-Punkt	Grenze im quer verlaufenden Dickdarm, an der die Wirkung des N. vagus* endet
Capitulum, *s*	Köpfchen
– humeri	Oberarmköpfchen
Capsula, *w*	Kapsel
– adiposa	Fettkapsel der Niere
– articularis	Gelenkkapsel
– fibrosa	Bindegewebskapsel der Niere
– glomeruli	vgl. Bowman-Kapsel
– interna	innere Kapsel, größte Anzahl von afferenten* und efferenten* Nervenfasern in der rechten sowie linken End- oder Großhirnhälfte
Caput, *s*	Kopf

– breve	kurzer Muskelkopf
– costae	Rippenköpfchen
– epididymidis	Nebenhodenkopf
– femoris	Oberschenkelkopf
– fibulae	Wadenbeinkopf
– humeri	Oberarmkopf
– longum	langer Muskelkopf
– mandibulare	Gelenkköpfchen des Unterkieferknochens
– pancreatis	Kopf der Bauchspeicheldrüse
– radii	Radiuskopf
– tali	Sprungbeinkopf
– ulnae	Ellenkopf
Cardia, *w*	Mageneingang
Carpus, *m*	Handwurzel
Cartilago, *w*	Knorpel
– arytenoidea	Stellknorpel
– costalis	Rippenknorpel
– cricoidea	Ringknorpel
– thyroidea	Schildknorpel
Cauda, *w*	Schwanz
– equina	Pferdeschweif, Ansammlung von Rückenmarknervenwurzeln im Wirbelkanal unterhalb des 1./2. Lendenwirbels
– pancreatis	Schwanz der Bauchspeicheldrüse
cave	Beachte! Vermeide!
Cavitas, *w*	Höhle, Hohlraum
– abdominis	Bauchhöhle
– articularis	Gelenkspalt bzw. -höhle
– dentis	Zahnhöhle
– glenoidalis scapulae	Schultergelenkpfanne
– infraglottica	Raum zwischen Stimmfalten und Luftröhrenbeginn, subglottischer Raum
– laryngis intermedia	mittlerer Kehlkopfabschnitt
– medullaris	Markhöhle des Röhrenknochens
– nasi	Nasenhöhle
– oris	Mundhöhle
– pelvis	Beckenhöhle

– peritonealis	Bauchfellhöhle
– pleuralis	Brustfellhöhle
– subarachnoidea	vgl. Subarachnoidalraum
– thoracis	Brusthöhle
– tympani	Paukenhöhle
– uteri	Gebärmutterhöhle
Cavum, *s*	syn. Cavitas
Cellulae ethmoidales	Siebbeinzellen
Centrum-Collum-Diaphysen-Winkel	CCD-Winkel, Schenkelhalswinkel
Centrum tendineum, *s*	sehniger Teil im Zentrum des Zwerchfells
Cerclage, *w*	kreisförmige Naht, z. B. um Gebärmutterhals
Cerebellum, *s*	Kleinhirn, Teil des extrapyramidal-motorischen Systems*
Cerebrum, *s*	Großhirn; syn. Endhirn
Cervix, *w*	Hals, Nacken
– dentis	Zahnhals
– uteri	Gebärmutterhals
– vesicae	Harnblasenhals
Chalazion, *s*	Hagelkorn, chronische Entzündung einer Meibom-Drüse*
Check-up, *m*	umfassende medizinische Untersuchung
Chemie	Lehre vom Aufbau, Verhalten und der Umwandlung von Stoffen
Chemorezeptoren	Sinneszellen, die chemische Reize* aufnehmen
Chemotherapeutikum/a	Wirkstoff/e, der das Wachstum von Krankheitserregern oder Krebszellen (Zytostatika*) hemmt
Chemotherapie	heute meist gleichbedeutend mit Zytostatikatherapie*
Cheyne-Stokes-Atmung	Folge einer Störung des Atemzentrums, in der die Atemtiefe periodisch ab- und zunimmt, dazwischen Atempause
Chiasma opticum, *s*	Sehnervenkreuzung
Chinarestaurant-Syndrom	Empfindlichkeit gegen Natriumglutamat (Würzmittel), Unverträglichkeitsreaktion

	sind möglich
Chiropraktik, *w*	Behandlungsmethode zur Einrenkung besonders im Wirbelsäulenbereich
Chirotherapie	manuelle Medizin, Handgriffe zur Therapie von funktionellen Störungen am Bewegungsapparat
Chirurgie, minimalinvasive	endoskopische chirurgische Maßnahmen ohne größeren Hautschnitt oder mit verkleinertem operativem Zugang
Choanen	paarige Öffnungen der Nasenhöhle zum Nasen-Rachen-Raum
Cholangitis	Entzündung der Gallengänge
Choleriker	Mensch mit aufbrausendem, auch jähzornigem Verhalten
Cholelithiasis, *w*	Steinleiden in Gallenblase und/oder Gallengängen
Cholesterol (Cholesterin), *s*	Sterol*, Ausgangsstoff für Steroidhormone* und Gallensäuren
Cholezystitis	Entzündung der Gallenblase
Cholezystokinin, *s*	Peptidhormon (Botenstoff) des Magen-Darm-Traktes; Neurotransmitter* im Gehirn
cholinerg	auf Acetylcholin* reagierend
Chondroblasten	Vorläuferzellen der Knorpelzellen
Chondroklasten	Zellen, die Knorpelgewebe abbauen
Chondron, *s*	zusammenfassender Begriff für Knorpelzellen, Knorpelkapsel und Knorpelhof
Chondrozyten	Knorpelzellen
Chorda umbilicalis	Nabelschnur
Chorea, *w*	Krankheitsgruppe mit hyperkinetischen* Bewegungsstörungen und hypotoner* Muskulatur
Chorion, *s*	Zottenhaut, äußere Fruchthüllenschicht um den Embryo* bzw. Feten*
Choriongonadotropin, humanes	Schwangerschaftshormon, HCG
Chorioidea, *w*	Aderhaut des Auges
Chromatide	DNA*- Einzelstrang

Chromatin, *s*	Material, aus dem die Chromosomen* bestehen
Chromosomen	Bestandteile des Zellkerns, die v. a. aus DNA* mit angelagerten Eiweißen bestehen, enthalten die Gene* und damit die Erbinformation
Chromosomenaberration	Veränderungen der Chromosomenstruktur und/oder -anzahl, die schwere Krankheiten zur Folge haben können
Chromosomensatz	Gesamtheit der Chromosomen im Zellkern, beim Menschen 46 (22 Autosomenpaare* und 1 Gonosomenpaar*)
Chromosomensatz, diploider	doppelter Chromosomensatz der normalen Körperzellen
Chromosomensatz, haploider	einfacher Chromosomensatz der Keim- bzw. Geschlechtszellen
chronisch	langsam verlaufend
Chronobiologie	Lehre, die den zeitlichen Ablauf normaler Körperfunktionen, der Wirkungen von Arzneimitteln u. a. im 24-Stunden-Rhythmus untersucht
Chylomikronen	Lipoproteine*, die dem Transport von Fettstoffen vom Darm zur Leber dienen
Chylus, *m*	milchig-trüber Inhalt der Darmlymphgefäße
Chymotrypsin, *s*	eiweißspaltendes Enzym* des Bauchspeichels, Proteinase*
Chymus, *m*	Speisebrei
Circulus, *m*	Kreis
– **arteriosus cerebri** (Willisii)	Arterienring an der Hirnbasis
– **vitiosus**	ungünstige gegenseitige Beeinflussung von Krankheitsprozessen, „Teufelskreis"
Cisterna, *w*	Erweiterung
– **chyli**	Lendenzisterne, Sammelraum für die Lymphe* in Höhe der ersten beiden Lendenwirbel
Claudicatio intermittens	„Schaufensterkrankheit“, Beinschmerzen infolge arterieller Minderdurchblutung
Claustrum, *s*	„Vormauer“, Basalganglion*

Cluster-Kopfschmerz	halbseitig auftretende starke Kopfschmerzattacken
Coccygealsegment	unterstes Rückenmarksegment
Cochlea, *w*	Schnecke des Innenohres
Colitis ulzerosa, *w*	chronisch entzündliche Erkrankung der Dickdarmschleimhaut
Collum, *s*	Hals
– anatomicum	anatomischer Hals des Oberarmknochens
– chirurgicum	chirurgischer Hals des Oberarmknochens
– costae	Rippenhals
– dentis	Zahnhals
– femoris	Schenkelhals des Oberschenkelknochens
Colliculi inferiores	untere Hügel der Lamina tecti*
Colliculi superiores	obere Hügel der Lamina tecti*
Colliculus, *m*	Hügelchen
– seminalis	Samenhügel, Mündungsstelle der Spritzkanäle in die Harnröhre innerhalb der Vorsteherdrüse (Prostata)
Colon, *s*	Grimmdarm
– ascendens	aufsteigender Grimmdarm
– descendens	absteigender Grimmdarm
– sigmoideum	s-förmiger Grimmdarm
– transversum	quer verlaufender Grimmdarm
Columna, *w*	Säule
– anterior	Vordersäule der grauen Substanz des Rückenmarks
– renalis	Nierensäule
– vertebralis	Wirbelsäule
Columnae anales	Längsfalten der Mastdarmschleimhaut
Commotio cerebri, *w*	Gehirnerschütterung
Compliance, *w*	Mitwirkung von Patienten bei der Diagnostik und Therapie
Computertomografie, -gramm	CT; röntgendiagnostisches Verfahren, bei dem die Weichteile des Körpers schichtweise durchstrahlt werden, Bildaufbau durch einen Computer, Ergebnisse auf einem Bildschirm
Concha, *w*	Muschel

– auriculae	Ohrmuschel
– nasi inferior, media, superior	untere, mittlere, obere Nasenmuschel
Condylus, *m*	Gelenkfortsatz eines Knochens
– lateralis, medialis femoris	äußerer, mittlerer Gelenkknorren des Oberschenkelknochens
– lateralis, medialis tibiae	äußerer, mittlerer Gelenkknorren des Schienbeins
Contergan-Embryopathie	Entstehung von Fehl- und Missbildungen des Embryos, besonders der Extremitäten, durch Einnahme des Beruhigungsmittels Contergan (Wirkstoff: Thalidomid) in der Frühschwangerschaft
Cor, *s*	Herz
Cornea, *w*	Hornhaut des Auges
Cornu, *s*	Horn
– ammonis	Ammonshorn, Teil des Hippocampus*
– anterius	Vorderhorn der grauen Substanz des Rückenmarks
– posterius	Hinterhorn der grauen Substanz des Rückenmarks
Corona, *w*	Krone
– dentis	Zahnkrone
Corpus, *s*	Körper
– amygdaloideum	Mandelkörper, Basalganglion*
– callosum	Balken, quer verlaufende Nervenfaserverbindung zwischen den beiden End- oder Großhirnhälften
– cavernosum penis	Gliedschwellkörper
– ciliare	Strahlenkörper des Auges
– costae	Rippenkörper
– femoris	Schaft des Oberschenkelknochens
– fibulae	Wadenbeinkörper
– gastricum	Magenkörper
– geniculatum laterale	seitlicher Kniehöcker des Thalamus*, Umschaltstation der zentralen Sehbahn
– geniculatum mediale	mittlerer Kniehöcker des Thalamus*,

	Umschaltstation der Hörbahn
– **humeri**	Oberarmschaft
– **luteum**	Gelbkörper
– **mandibulae**	Unterkieferkörper
– **pancreatis**	Körper der Bauchspeicheldrüse
– **pineale**	Zirbeldrüse*
– **radii**	Speichenkörper
– **spongiosum penis**	Schwellkörper der Harnröhre
– **sterni**	Brustbeinkörper
– **striatum**	Streifenkörper, Teil der zum End- oder Großhirn gehörenden Basalganglien*
– **tibiae**	Schienbeinkörper
– **uteri**	Gebärmutterkörper
– **ventriculi**	Magenkörper
– **vertebrae**	Wirbelkörper
– **vesicae**	Harnblasenkörper
– **vitreum**	Glaskörper des Auges
Cortex, *m*	Rinde
– **cerebelli**	Kleinhirnrinde
– **cerebri**	End- oder Großhirnrinde
– **renalis**	Nierenrinde
Corti-Organ	Haarsinneszellen der Hörschnecke auf der Basilarmembran*
Costa, *w*	Rippe
Cowper-Drüsen	vgl. Glandulae bulbourethrales
Coxa, *w*	Hüfte
– **valga**	Schenkelhalswinkel zu groß
– **vara**	Schenkelhalswinkel zu klein
Cranium, *s*	Schädel
Creutzfeldt-Jakob-Krankheit	Form der Enzephalopathie*
Crista, *w*	Kamm, Leiste
– **galli**	Hahnenkamm des Siebbeins
– **iliaca**	Darmbeinkamm
Cross-over	wechselseitiger Austausch von Chromatidenabschnitten zwischen väterlichen und mütterlichen Chromatiden* homologer Chromoso-

	men* bei der Meiose*
Crus, *s*	Schenkel, Unterschenkel
– **cerebri**	Hirnschenkel, Teil des Mittelhirns
– **clitoridis**	Schenkel des Kitzlers
– **penis**	Schwellkörperschenkel des männlichen Gliedes
Cubitus, *m*	Ellenbogen
Cupula (ampullaris), *w*	Gallertkappe auf den Sinneshärchen der Bogengänge
Curvatura, *w*	Krümmung
– **gastrica major, minor**	große, kleine Magenkrümmung
Cushing-Syndrom, *s*	Krankheitsbild, das bei Überproduktion des Kortisols* entsteht
Cutis, *w*	Haut
Cytosin	eine der 4 Komplementärbasen der DNA* und RNA*

D

Debilität, *w*	geringgradige geistige Leistungsschwäche
Debridement, *s*	chirurgische Wundreinigung
Defäkation, *w*	Stuhlentleerung
Defäkationsreflex, *m*	Reflex zur Regulierung der Darmentleerung
Defloration, *w*	Entjungferung
Degeneration, *w*	Funktions- und Leistungsminderung von Zellen, Organen oder Organteilen durch Altern, Nichtgebrauch oder Krankheit
Dehydratation, *w*	Flüssigkeitsmangel im Körper bis zur Exsikkose*
Deiters-Kern, *m*	syn. Nucleus vestibularis lateralis
Dekarboxylierung, *w*	chemische Reaktion, bei der Kohlendioxid abgespalten wird
Dekompensation, *w*	Organstörung durch Mangel einer Ausgleichsfunktion
Dekontamination, *w*	Beseitigung von Krankheitserregern oder chemischen Substanzen aus Textilien, Lebensmitteln o. a.
Dekubitus, *m*	z. T. großflächige Nekrosen* in Form von Druckwunden und Druckgeschwüren
Delirium, *s*	schwere Bewusstseinsstörung mit akuter Verwirrtheit und Wahnvorstellungen, z. B. durch Alkohol bedingtes Delirium tremens (Psychose)
Demenz, *w*	chronisch-fortschreitend verlaufender Verlust kognitiver* Fähigkeiten u. a. aufgrund degenerativer (Alzheimer-Demenz) oder vaskulärer* Krankheitsprozesse im Gehirn
Demografie, *w*	Beschreibung und statistische Aufbereitung von Bevölkerungsdaten
Denaturierung, *w*	Zerstörung der Eiweißstruktur
Dendrit, *m*	kurze verästelte Nervenzellfortsätze, empfangen Aktionspotenziale

Dens, *m*	Zahn
– **caninus**	Eckzahn
– **incisivus**	Schneidezahn
– **molaris**	Mahlzahn
– **praemolaris**	Backenzahn
Dentin, *s*	Zahnbein
Depolarisation, *w*	Verringerung der negativen Werte des Membranruhepotenzials*
Depotbehandlung	Therapie mit schwer löslichen Arzneimitteln und anhaltender Wirkung, z. B. Depot-Insulin
Depression, *w*	seelische Störung mit gedrückter, pessimistischer Stimmungslage
Derma, *s*	Haut
Dermatitis, *w*	Hautentzündung
Dermatom, *s*	Hautgebiet, das von einem Rückenmarknerven sensibel* versorgt wird
Dermatose, *w*	Hautkrankheit
Dermis, *w*	Lederhaut
Descensus testis	fetale Wanderung der Hoden vom embryonalen Anlageort in der Bauchhöhle durch den Leistenkanal in den Hodensack
Desinfektion, *w*	Abtötung oder Inaktivierung von Erregern von Infektionskrankheiten durch chemische Mittel oder physikalische Verfahren
Desmosomen	Haftverbindungen v. a. zwischen Epithelzellen
Desoxyribonukleinsäure	DNS, DNA, langes, fädiges Kettenmolekül, enthält die Erbinformation eines Lebewesens
deszendierend	absteigend
Deszensus, *m*	pathologisch: Senkung eines Organs, z. B. der Gebärmutter, Harnblase, Scheide
devitalisieren	abtöten
dexter, dextra, dextrum	rechts
Dezibel	Maßeinheit für den Schallpegel
Dezidua, *w*	optimal durchblutete Schleimhaut der schwangeren Gebärmutter
Diabetes insipidus, *m*	Wasserharnruhr
Diabetes mellitus, *m*	absoluter oder relativer Insulinmangel, da-

	durch mangelhafte Kohlenhydratverwertung mit erhöhtem Zuckergehalt in Blut und Urin
Diagnose, *w*	Erkennen und Benennen einer Krankheit
Diagnostik	Gesamtheit der Maßnahmen zur Identifikation von Krankheiten
Dialyse, *w*	Blutreinigung außerhalb des Körpers mittels Dialysators oder innerhalb des Körpers unter Nutzung des Bauchfells als Dialysator
Diapedese, *w*	Durchtritt von Immunzellen durch die Kapillarmembran
Diaphragma, *s*	Zwerchfell
– pelvis	trichterförmige Muskelplatte des Beckenausgangs
– urogenitale	Bindegewebs-Muskelplatte zwischen den unteren Schambeinästen
Diaphyse, *w*	Schaft der Röhrenknochen
Diarthrose, *w*	echtes Gelenk, synoviales* Gelenk
Diastole, *w*	Erschlaffung des Herzmuskels, Entspannungs- und Füllungsphase der Vorhöfe und Kammern während der Herzaktion
Diencephalon, *s*	Zwischenhirn
Differenzialdiagnose	Abgrenzung einer Krankheit von solchen mit ähnlicher Symptomatik*
diffus	ausgedehnt, nicht fest begrenzt
Diffusion, *w*	passiver Transportvorgang, bei dem eine verstärkte Teilchenbewegung vom Ort ihrer höheren zum Ort ihrer niedrigeren Konzentration erfolgt
Digestion, *w*	Verdauung
Digestivum/a	verdauungsfördernde/s Mittel
digital	mit dem Finger
Digitus, *m*	Finger bzw. Zehe
Dilatation, *w*	Erweiterung eines Hohlorgans
Dioptrie, *w*	Maßeinheit der Brechkraft von Linsen
Dipeptid, *s*	Verknüpfung von 2 Aminosäuren, vgl. Peptid*
Diphtherie	Infektionskrankheit der oberen Atemwege, Schutzimpfung empfohlen

Diploe, *w* — Knochenbälkchen des Schädeldachs (Schädelkalotte)

diploid — doppelt, zweimal vorhanden, vgl. Chromosomensatz, dipolider

Disaccharid, *s* — Zweifachzucker, z. B. Milchzucker (Laktose)

Discus, *m* — Scheibe

– articularis — Gelenkscheibe

– intervertebralis — Bandscheibe

– nervi optici — blinder Fleck, Sehnervenpapille, Durchtrittsstelle für den Sehnerven, an dieser Stelle keine Aufnahme von Lichtreizen

Disposition, *w* — Empfänglichkeit des Organismus für Krankheiten

Dissimilation, *w* — schrittweiser Abbau energiereicher organischer Stoffe zum Zweck der Energiefreisetzung, man unterscheidet Atmung (aerob*) und Gärung (anaerob*)

distal — vom Rumpf entfernt liegend

Distorsion, *w* — Verstauchung, Zerrung

Diurese, *w* — Harnbildung und -ausscheidung, gefördert durch Diuretikum*

Diuretikum/a — „Wassertablette/n", Urinausscheidung fördernd und dadurch blutdrucksenkend

Divertikel, *s* — sackförmige Ausstülpung, z. B. in der Speiseröhre und in der Darmwand

Döderlein-Bakterien — Stäbchenbakterien, die u. a. für einen pH-Wert 4 in der Scheide sorgen (Infektionsschutz)

Dolor, *m* — Schmerz, eines der 5 Zeichen für Entzündungen

dominant — beherrschend, überdeckend

Dopamin, *s* — Katecholamin*, Neurotransmitter*, wichtig für körperliche und geistige Aktivität

Doping, *s* — missbräuchliche Einnahme von Mitteln zur Steigerung der Leistungsfähigkeit

dorsal — rückenseits, hand- bzw. fußrückenwärts gelegen

Dorsalextension, *w* — Bewegung der Hand zum Hand- und des Fußes zum Fußrücken hin

dorsoventral — Richtungsbezeichnung vom Rücken zum Bauch

Dorsum, *s* — Rücken

Dosis, *w* — verordnetes Maß einer Arzneimittelgabe

Douglas-Abszess, *m* — Eiteransammlung im Douglas-Raum*

Douglas-Raum — tiefster Punkt der Bauchhöhle der Frau zwischen Gebärmutter und Mastdarm

Down-Syndrom, *s* — Trisomie 21, Symptomenkomplex durch Anomalie des Chromosoms 21, das statt zweimal dreimal vorhanden ist

Drainage, *w* — Ableitung von Wundsekret durch ein Röhrchen (das Drain)

Druck, kolloidosmotischer — Druck, der bei der Osmose* die Bewegung der Wassermoleküle durch eine semipermeable* Membran antreibt

Ductus, *m und Pl* — Gang, Verbindungsgang

- **– arteriosus Botalli** — Kurzschlussverbindung (Shunt) zwischen Truncus pulmonalis* und Aorta* zur Umgehung der Lunge beim Fetus*
- **– choledochus** — Hauptgallengang
- **– cochlearis** — Schneckengang des Innenohres
- **– cysticus** — Gallenblasengang
- **– deferens** — Samenleiter
- **– ejaculatorius** — Spritzkanal, Vereinigung von Samenleiter und Ausführungsgang der Samenblase, mündet innerhalb der Vorsteherdrüse in die Harnröhre
- **– epididymis** — Nebenhodengang
- **– hepaticus communis** — gemeinsamer Lebergallengang
- **– hepaticus dexter, sinister** — rechter, linker Lebergallengang
- **– lactiferi**, *Pl* — Milchgänge
- **– lymphaticus dexter** — rechter Hauptlymphgang
- **– nasolacrimalis** — Tränennasengang
- **– pancreaticus** — Hauptausführungsgang der Bauchspeicheldrüse

– papillaris	Papillargang, Endstück des Sammelrohrsystems der Niere
– parotideus	Ausführungsgang der Ohrspeicheldrüse
– semicirculares, *Pl*	häutige Bogengänge des Innenohres
– sublingualis major	Ausführungsgang der großen Unterzungenspeicheldrüse
– submandibularis	Ausführungsgang der Unterkieferspeicheldrüse
– thoracicus	Milchbrustgang, einer der beiden Lymphsammelstämme
– venosus Arantii	Kurzschlussverbindung (Shunt) zwischen Nabelvene und unterer Hohlvene zur Umgehung der Leber beim Fetus*
Dumpingsyndrom, *s*	Verdauungsbeschwerden nach operativer Magenverkleinerung
duodenal	zum Duodenum* gehörig
Duodenum, *s*	Zwölffingerdarm
Duplikatur, *w*	Doppelbildung einer anatomischen Struktur
Dura mater encephali, *w*	harte Hirnhaut
Dura mater spinalis, *w*	harte Rückenmarkhaut
Dysenterie, *w*	Entzündung des Dickdarms, Bakterienruhr
Dysfunktion, *w*	Funktionsstörung
Dysmenorrhö, *w*	schmerzhafte Regelblutung
Dyspepsie, *w*	Verdauungsstörung, Oberbauchbeschwerden
Dysphagie, *w*	Schluckbeschwerden
Dyspnoe, *w*	Atemnot, Kurzatmigkeit
Dystrophie, *w*	mangelhafte oder Fehlernährung von Organen oder des Organismus

E

Effektor, *m*	Erfolgs-, Wirkorgan, z. B. Muskeln, Drüsen
efferent	Erregungsweiterleitung vom ZNS* zur Peripherie
Efferenz, *w*	Erregung bzw. Information, die vom ZNS* über efferente Nervenfasern zur Peripherie geleitet wird
Effloreszenz, *w*	Hautveränderung aufgrund von Krankheit
Ejakulation, *w*	Samenerguss
Eklampsie, *w*	Schwangerschaftserkrankung, verbunden mit Krämpfen und Bewusstseinsstörungen
Ektoderm, *s*	äußeres Keimblatt
Ektomie, *w*	Herausschneiden, operative Entfernung eines Organs
Ektotoxin, *s*	von Bakterien abgesondertes Stoffwechselprodukt
Ektropium, *s*	Auswärtsstülpung eines Augenlids
Ekzem, *s*	juckende, nicht ansteckende Hautentzündung, z. B. Neurodermitis*
Elefantiasis, *w*	Vergrößerung eines Körperabschnitts aufgrund eines chronischen Lymphödems*
Elektroenzephalografie, -gramm	Verfahren zur Registrierung und grafischen Darstellung der elektrischen Hirnaktivität, EEG
Elektrokardiografie, -gramm	Herzspannungskurve, Registrierung und grafische Darstellung der Aktionspotenziale* aller Herzmuskelzellen, EKG
Elektrolyse, *w*	chemische Zersetzung eines Elektrolyten* durch elektrischen Strom
Elektrolyte	Stoffe (Säuren, Basen, Salze), deren Lösungen oder Schmelzen frei bewegliche Ionen* enthalten und deshalb den elektrischen Strom leiten
Elektromyografie, -gramm	Verfahren zur Registrierung und grafischen

	Darstellung der Aktionspotenziale der Muskeln, EMG
Elektronen	elektrisch negativ geladene Masseteilchen in der Atomhülle
Elektrotrauma, *s*	Verletzung durch Elektrizität, z. B. Strom oder Blitzschlag
Elevation, *w*	Heben des Armes über die Horizontalebene als Fortsetzung der Abduktion*
Elimination, *w*	Ausscheidung, z. B. von Arzneimitteln
Embolie	Verstopfung eines Blutgefäßes durch einen Embolus*, durch Luftbläschen oder Fetttröpfchen
Embolus, *m*	mit dem Blutstrom verschleppter Thrombus*
Embryo, *m*	Keimling im Mutterleib von der 4. bis zur 12. Schwangerschaftswoche
Embryoblast, *m*	Teil der Blastozyste*, aus dem sich der Embryo* entwickelt
Embryogenese, *w*	achtwöchige Keimesentwicklung von der befruchteten Eizelle bis zur Bildung der Organanlagen
Embryopathie, *w*	Schädigung des Embryos* durch Strahlen, Gifte, Viren o. a.
Emesis, *w*	Erbrechen
Emotion, *w*	seelische Erregung
Empathie, *w*	ein-, mitfühlendes Verständnis
Emphysem, *s*	Luftansammlung in Geweben
Empirie, *w*	Wissen aufgrund von Erfahrungen
Empyem, *s*	Eiteransammlung in natürlichen Körperhöhlen
Emulgierung, *w*	Zerlegen eines wasserunlöslichen Stoffes in feinste Tröpfchen, Herstellung einer Emulsion*
Emulsion, *w*	feine Verteilung kleiner Flüssigkeitströpfchen in einer anderen Flüssigkeit, z. B. Milch
Enanthem, *s*	Ausschlag an Schleimhäuten
Endemie, *w*	örtlich begrenztes Auftreten einer Infektionskrankheit
endogen	im Körper entstehend

Endokard, *s*	Herzinnenhaut
endokrin	in das Blut absondernd (z. B. Hormone)
Endokrinium, *s*	Gesamtheit der endokrin aktiven Strukturen des Körpers (Drüsen, Organe, Gewebe)
Endokrinologie, *w*	Lehre von den Hormonen*
Endolymphe, *w*	Flüssigkeit im häutigen Labyrinth*
Endometrium, *s*	Gebärmutterschleimhaut
Endoneurium, *s*	lockeres Bindegewebe zwischen den einzelnen Nervenfasern
Endoparasit, *m*	in einem Organismus lebender Schmarotzer
Endophlebitis	Entzündung der Innenhaut einer Vene
Endoprothese, *w*	Ersatzstück für einen geschädigten Körperteil (Gelenk, Gefäß)
Endorphin, *s*	bei Schmerzen opiatartig wirkender Stoff im ZNS*
Endoskopie	Betrachtung des Inneren von Hohlorganen oder Körperhöhlen mithilfe eines Instruments mit elektrischer Lichtquelle und Spiegel (Endoskop), auch Biopsie* möglich
Endothel, *s*	Form des einschichtigen Plattenepithels
Endotoxin, *s*	nach der Auflösung von Bakterien frei werdendes Gift
Endozytose, *w*	Stoffaufnahme in die Zelle durch Bläschenbildung von Teilen der Zellmembran, Pinozytose*, Phagozytose*
Endplatte, motorische	Synapse*, in der die Erregungsübertragung auf den Muskel erfolgt
Enkopresis, *w*	Einkoten
enteral	auf den Darm bezogen
Enteritis	Entzündung des Dünndarmes
Enterobakterien	alle in den Eingeweiden vorkommenden nicht krankmachenden Bakterien
Enterozeptoren	Sinneszellen, die Informationen aus dem Körperinneren liefern
Entoderm, *s*	inneres Keimblatt des Keimlings
Entropium, *s*	Einstülpung des Lidrandes
Enurese, *w*	unwillkürliches Harnlassen

E

Enzephalitis	Gehirnentzündung
Enzephalon, *s*	Gehirn
Enzephalopathie	Gehirnerkrankung
Enzym, *s*	Biokatalysator*, Eiweiß, Wirkstoff, ermöglicht und beschleunigt chemische Reaktionen in Lebewesen
Ependymzellen	Gliazellen*, kleiden Hirnkammern und Zentralkanal des Rückenmarks aus
Epicondylus, *m*	Knochenvorwölbung des Gelenkknorrens der langen Röhrenknochen
– lateralis femoris bzw. humeri	äußerer Obergelenkknorren des Oberschenkel- bzw. Oberarmknochens
– medialis femoris bzw. humeri	innerer Obergelenkknorren des Oberschenkel- bzw. Oberarmknochens
Epidemie, *w*	zeitlich und örtlich gehäuftes Auftreten einer Infektionskrankheit innerhalb eines großen Lebensraumes, Seuche
Epidermis, *w*	Oberhaut
Epididymis, *w*	Nebenhoden
Epiduralanästhesie	Betäubung durch in den Raum zwischen Rückenmarkhaut und Wirbelkanal eingespritztes Mittel
Epiduralraum	Spaltraum zwischen den beiden Blättern der harten Rückenmarkhaut
Epigastrium, *s*	syn. Regio epigastrica
Epiglottis, *w*	Kehldeckel
Epikanthus, *m*	Hautfalte am inneren Rand des oberen Augenlids
Epikard, *s*	Herzaußenhaut
Epikrise, *w*	abschließender Krankenbericht
Epilepsie, *w*	zerebrale Erkrankung mit anfallsweise auftretenden Krämpfen, Fallsucht
Epineurium, *s*	Bindegewebshülle um die Nerven
Epiphyse, *w*	Gelenkende eines Röhrenknochens; Zirbeldrüse*
Epiphysenfuge	Bereich zwischen Epiphyse* und Diaphyse* bei Röhrenknochen

Epiphysenlinie	verknöcherte Epiphysenfuge* nach Abschluss des Knochenwachstums
Epiphysis cerebri, *w*	Zirbeldrüse*
Episiotomie, *w*	Dammschnitt zur Vermeidung eines Dammrisses bei einer Entbindung
Epithel, *s*	Deckgewebe, gefäßlos
Epithelkörperchen	vgl. Glandula parathyroidea
Erektion, *w*	Anschwellung und Aufrichtung von Penis* bzw. Klitoris*
ergotrop	Funktionslage des Nervensystems, die leistungssteigernd wirkt
Erysipel, *s*	durch Streptokokken* verursachte ansteckende Hautentzündung, Wundrose
Erythem, *s*	entzündliche Rötung der Haut
Erythroblasten	Vorstufen der roten Blutzellen
Erythropoese, *w*	Vorgang der Bildung und Entwicklung der roten Blutzellen
Erythropoetin, *s*	Nierenhormon, das die Bildung der roten Blutzellen reguliert, EPO
Erythrozyt, *m*	rote Blutzelle bzw. rotes Blutkörperchen
essenziell	lebensnotwendig
Eukaryont, *m*	Lebewesen, in deren Zellen sich ein Zellkern befindet
Exanthem, *s*	Hautausschlag
Excavatio, *w*	Aushöhlung
– rectouterina	vgl. Douglasraum
– rectovesicalis	tiefste Stelle der Bauchhöhle beim Mann zwischen Harnblase und Mastdarm
– vesicouterina	Bauchfelltasche zwischen Harnblase und Gebärmutter
Exhumierung	Ausgrabung eines bestatteten Leichnams
Exitus letalis, *m*	tödlicher Ausgang einer Krankheit
Exkrement, *s*	Körperausscheidung, Kot oder Urin
Exkret, *s*	Stoff, der an das Körperäußere abgegeben wird
Exkretion	Stoffausscheidung
exogen	von außen in den Körper eindringend

exokrin an äußere oder innere Körperoberflächen absondernd
Exophthalmus, *m* Heraustreten des Augapfels
Exotoxin, *s* von lebenden Bakterien abgegebenes Stoffwechselprodukt, das im menschlichen Organismus als Gift wirkt
Exozytose, *w* Stofftransport aus der Zelle mittels Bläschen
expansiv sich ungehemmt ausdehnend
Expektoration, *w* Abhusten von Schleim, Auswurf
Exspiration, *w* Ausatmung
Exploration, *w* Befragung von Patienten, Klienten, Probanden
Exposition, *w* Zustand des Organismus bei Einwirkung von Umweltfaktoren
Expositionsprophylaxe vorbeugende Maßnahmen, besonders bei Auftreten von Infektionskrankheiten
Exsikkose, *w* Austrocknung
Exstirpation, *w* Entfernung von Gewebe oder Organen
Exsudat, *s* meist entzündlich bedingte Absonderung eiweißhaltiger Flüssigkeit aus den Kapillaren*
Extension, *w* Streckung einer Extremität* im Gelenk
Extensoren Muskeln, die in einem Gelenk eine Streckung bewirken
Externa, *w* vgl. Tunica externa
Externus, *m* vgl. M. cricothyroideus
Exterozeptoren Sinneszellen, die Informationen aus der Umwelt des Körpers aufnehmen
extrakorporal außerhalb des Körpers
extraperitoneal außerhalb des Bauchfells
extrapyramidal-motorisches System alle motorischen Nervenbahnen, die nicht zur Pyramidenbahn* gehören, EPS*
Extrasystole, *w* Herzschlag, der außerhalb des normalen Herzrhythmus auftritt
extravasal außerhalb der Gefäße liegend
extravertiert der Umwelt gegenüber aufgeschlossen
extrazellulär außerhalb der Zelle
Extremität, *w* Gliedmaße (Arm, Bein)
Exzision, *w* Herausschneiden von Gewebe

F

Facies, *w*	Außenfläche, Gesicht
– anterior	Vorderfläche von Organen
– costalis	Vorder- bzw. Rippenfläche des Schulterblattes; den Rippen zugewandter Teil der Lungenoberfläche
– diaphragmatica hepatis	die dem Zwerchfell zugewandte Leberfläche
– dorsalis	Hinterfläche von Organen
– visceralis	Eingeweidefläche der Leber
Fäkalien, Fäzes	Ausscheidungen (Exkremente*) des Darmes
fakultativ	nach Ermessen, wahlweise
Falx, *w*	Sichel
– cerebri	Groß- bzw. Endhirnsichel, bindegewebiger Fortsatz der harten Hirnhaut zwischen den Groß- bzw. Endhirnhälften
Farbdopplersonografie	Spezialverfahren der Sonografie*
Fascia, *w*	Faszie, Muskelbinde bzw. -hülle aus Bindegewebe
– diaphragmatica	Bindegewebshülle des Zwerchfells
– lata	Oberschenkelfaszie
– renalis	Nierenfaszie
– transversalis	bindegewebige Hülle, welche die Innenseite der Bauchwand auskleidet
Fasciculus, *m*	Nerven-, Muskelfaserbündel
– cuneatus	seitliche Hinterstrangbahn des Rückenmarks
– gracilis	mittlere Hinterstrangbahn des Rückenmarks
Faszikel, *m*	Bündel
Fatigue-Syndrom, *s*	chronisches Müdigkeitssyndrom
Fazialisparese, *w*	Lähmung des Gesichtsnerven
febril	fieberhaft, fiebernd
Feminisierung	Verweiblichung
Femur, *s*	Oberschenkelknochen
fertil	fruchtbar

Fertilisation, *w*	Befruchtung
Fetopathie, *w*	Schädigung der Leibesfrucht während der Organentwicklung
Fetus, *m*	Keimling/Kind im Mutterleib nach der 12. Schwangerschaftswoche
Fibrillen	fädige Eiweißmoleküle der Bindegewebsfasern
Fibrin, *s*	wasserunlösliches, faseriges Eiweiß, Endprodukt der Blutgerinnung, Wundverschluss
Fibrinogen, *s*	in der Leber gebildetes Glykoprotein*, wasserlösliche inaktive Vorstufe des Fibrins*, Faktor I der Blutgerinnung
Fibrinolyse	Fibrinspaltung, d. h. Auflösung eines Blutgerinnsels durch das Enzym Plasmin*
Fibroblast, *m*	Kollagen bildende Bindegewebszelle, Vorstufe der Fibrozyten*
Fibrom, *s*	gutartige Geschwulst aus Bindegewebe
Fibrozyt, *m*	eigentliche Bindegewebszelle
Fibula, *w*	Wadenbein
Filament, intermediäres	Struktur des Zytoskeletts*
Filum, *s*	Faden
Fimbriae tubae	Fransen am Tubentrichter der Eileiter zur Aufnahme der Eizelle beim Eisprung
Fimbrie, *w*	Franse
final	abschließend; das Ende des Lebens betreffend
Fingerabdruck, genetischer	Kombination der Merkmale der Erbsubstanz, für jeden Menschen einmalig, deshalb zweifelsfreie Zuordnung des genetischen Materials zu einem Individuum möglich
Fissura, *w*	Spalte, Riss
– ani	Einriss der Haut bzw. Schleimhaut des Afters
– longitudinalis cerebri	Längsspalte, die das Groß- bzw. Endhirn in eine rechte und linke Hälfte teilt
– mediana anterior	vordere mittlere Rückenmarkspalte
– orbitalis superior	Spaltraum zwischen großem und kleinem Keilbeinflügel, durch den u. a. die Hirnnerven III, IV und VI ziehen

– ossium	Haarriss des Knochens
Fistel, *w*	röhrenförmiger Gang von einem Hohlorgan zu einem anderen oder zu einem Hohlraum
Flatulenz, *w*	Darmblähung, Darmgasbildung
Flexion, *w*	Beugung
Flexoren	Beuger, Muskeln, die in einem Gelenk eine Beugung bewirken
Flexura, *w*	Biegung
– coli dextra, sinistra	rechte, linke Grimmdarmkrümmung
– duodenojejunalis	Zwölffingerdarm-Leerdarm-Krümmung
Fluor, *m*	Ausfluss aus der Vagina
Flush, *m*	Hitzewallung mit Rötung
Fokus, *m*	Krankheitsherd im Körper
Follikel, *m*	Bläschen im Eierstock, das jeweils 1 Eizelle enthält
Follikelsprung, *m*	Freigabe der befruchtungsfähigen Eizelle
follikelstimulierendes Hormon	Hormon des HVL*, fördert Östrogenbildung* und Entwicklung der Spermien*, FSH
Follikulitis	Entzündung des Haarbalgs
Fontanelle, *w*	Knochenlücke im Schädel des Neugeborenen und Säuglings
Foramen, *s*	Öffnung, Loch
– interventriculare	Zwischenkammerloch, Öffnung zwischen den beiden Seitenventrikeln
– intervertebrale	Zwischenwirbelloch
– jugulare	Drosselloch, Loch in der Schädelbasis, enthält u. a. den N. vagus*
– obturatum	Hüftbeinloch
– occipitale magnum	großes Hinterhauptloch
– ovale	Öffnung in der Vorhofscheidewand des Herzens beim Fetus*; Loch in der Schädelbasis (Durchtritt des N. mandibularis*)
– transversale	Querfortsatzloch der Halswirbel
– venae cavae	Durchtrittsöffnung für die untere Hohlvene im Zwerchfell
– vertebrale	Wirbelloch
Foramina sacralia	Kreuzbeinlöcher

Formatio, *w*	Gebilde
– **reticularis**	Netzsubstanz, Neuronennetzwerk im Hirnstamm, enthält Atem-, Brech-, Kreislauf- und Aktivierungszentrum
Fornix, *m*	Gewölbe
– **cerebri**	Hirngewölbe, gehört zum limbischen System* und spielt eine Rolle bei Lernprozessen
– **vaginae**	Scheidengewölbe
Forzeps, *m*	geburtshilfliche Zange
Fossa, *w*	Grube
– **acetabuli**	flache Grube im Zentrum des Acetabulums*
– **axillaris**	Achselgrube
– **cranii anterior, media, posterior**	vordere, mittlere, hintere Schädelgrube
– **cubitalis**	Ellenbogengrube
– **iliaca**	Darmbeingrube
– **infraspinata**	Untergrätengrube des Schulterblattes
– **intercondylaris**	Grube zwischen den Femurkondylen, Gelenkknorrengrube
– **mandibularis**	Unterkiefergrube, Gelenkpfanne für das Unterkieferköpfchen
– **rhomboidea**	Rautengrube, Boden der 4. Hirnkammer
– **supraspinata**	Obergrätengrube des Schulterblattes
Fötor, *m*	übler Geruch, z. B. aus dem Mund
foudroyant	heftig verlaufend
Fovea, *w*	Grube
– **centralis**	Sehgrube im Zentrum des gelben Flecks
fragil	zerbrechlich
Fraktur, *w*	Knochenbruch
Frenulum, *s*	Band, Bändchen, z. B. Zungenbändchen
Frequenz, *w*	Häufigkeit eines regelmäßig ablaufenden Vorgangs pro Zeiteinheit, z. B. Herz-, Atemfrequenz
frigide	gefühlskalt
Frühsommer-Meningoenzephalitis	durch Zecken übertragene, durch FSME-Virus verursachte Infektionskrankheit, FSME
Fruktose	Fruchtzucker

frontal	stirnseitig, zur Stirn gehörig
fulminant	blitzartig auftretend, heftig verlaufend
Functio laesa	gestörte Funktion, eines der 5 Entzündungszeichen
Fundus, *m*	Grund, Boden
– **gastricus ventriculi**	Magengrund
– **oculi**	Augenhintergrund
– **uteri**	Gebärmuttergrund
– **vesicae**	Harnblasengrund
Funiculus, *m*	Strang
– **anterior, lateralis, posterior**	Vorder-, Seiten-, Hinterstrang der weißen Rückenmarksubstanz
– **spermaticus**	Samenstrang
Funktionalis, *w*	oberste Schicht der Gebärmutterschleimhaut, wird zyklisch auf- und abgebaut
Furchung	mitotische* Zellteilungen der befruchteten Eizelle bis zum Maulbeerkeim
Furunkel	durch Staphylokokken* verursachte tief gehende, schmerzhafte Entzündung eines Haarbalgs, narbige Verheilung

G

Galaktose, *w*	Schleimzucker, Einfachzucker (Monosaccharid*)
Galea, *w*	Haube, Helm
– aponeurotica	flächige Sehnenhaube auf dem Schädeldach, Teil der Kopfschwarte
Gameten	männliche und weibliche Keimzellen
Gammaglobulin, *s*	Eiweißgruppe des Blutplasmas, überwiegend Antikörper
Ganglion, *s*	Nervenknoten, Anhäufung von Nervenzellkörpern im PNS; Überbein
– cervicale superius	oberes Halsganglion, Umschaltstation des Sympathikus*
– ciliare	parasympathisches Kopfganglion hinter dem Augapfel
– coeliacum	prävertebrales sympathisches Bauchganglion am Abgang des Truncus coeliacus* von der Bauchaorta
– intramuralis	Nervenknoten in der Organwand
– mesentericum inferius	prävertebrales* sympathisches Ganglion am Abgang der A. mesenterica inferior* von der Bauchaorta
– mesenterium superius	prävertebrales* sympathisches Bauchganglion am Abgang der A. mesenterica superior* von der Bauchaorta
– oticum	parasympathisches Kopfganglion an der Schädelbasis unterhalb des ovalen Loches
– pterygopalatinum	parasympathisches Kopfganglion am Gaumenbein
– spinale	Rückenmarkganglion
– stellatum	sympathisches vegetatives Ganglion, seitlich am 1. Brustwirbel
– submandibulare	parasympathisches Kopfganglion am oberen Rand der Unterkieferspeicheldrüse

– trigeminale	sensibles Ganglion in der Schädelhöhle, Teilungsstelle des N. trigeminus*
Gangrän, *w*	Brand, Gewebsnekrose trocken oder mit bakteriell verursachter Fäulnis
Gangraena emphysematosa	Gasbrand, Muskulaturnekrose mit Ödem- und Gasbildung, hervorgerufen durch den Anaerobier* Clostridium perfringens
Gasser-Ganglion	vgl. Ganglion trigeminale
Gaster, *m*	Magen
Gastrin, *s*	Gewebshormon des Magen-Darm-Trakts
Gastritis	Entzündung der Magenschleimhaut
Gastroenteritis	Entzündung des Magen-Darm-Trakts
Gastrointestinaltrakt	Magen-Darm-Trakt
Gastroskopie	Endoskopie* des Magens und Zwölffingerdarmes
Gastrulation, *w*	Keimblattbildung während der Embryogenese*
Gekröse	Bauchfellduplikaturen (-doppelungen), die meist als Aufhän geband fungieren, z. B. Dünndarmgekröse
Gen	Erbanlage
Generatorpotenzial	Membrandepolarisation* einer Sinneszelle
Genese	Entstehung, Erzeugung, Entwicklung
Genetik	Vererbungslehre
genetisch	erblich bedingt, die Vererbung betreffend
Genitalien	Geschlechtsorgane
Genom, *s*	Gesamtheit der Gene einer Zelle, Erbgut
Genotyp	die in den Genen verschlüsselte Erbinformation, Gesamtheit der durch die Erbanlagen gegebenen Merkmale eines Individuums
Geriatrie	Lehre von den Alterskrankheiten
Gerontologie	Lehre vom Altern und Alter
Gestagene	weibliche Geschlechtshormone, Gelbkörperhormone
Gestosen	schwangerschaftsspezifische Krankheiten aufgrund von Stoffwechselentgleisungen
Gibbus, *m*	Buckel

Giemen, *s*	pfeifendes Atemgeräusch bei krankhaft verengten Bronchien
Gigantismus, *m*	krankhafter Riesenwuchs
Gingiva, *w*	Zahnfleisch
Gingivitis	Entzündung des Zahnfleisches
Glandula, *w*	Drüse
– lacrimalis	Tränendrüse
– parathyreoidea	Nebenschilddrüse, Epithelkörperchen
– parotidea	Ohrspeicheldrüse
– sebacea	Talgdrüse
– seminalis	Bläschendrüse, Samenblase
– pienalis	Zirbeldrüse*
– sublingualis major	große Unterzungenspeicheldrüse
– sudorifera	Schweißdrüse
– suprarenalis	Nebenniere
– thyreoidea	Schilddrüse
Glandulae	Drüsen
– bronchiales	Drüsen der Bronchialschleimhaut
– buccales	kleine Speicheldrüsen der Wangenschleimhaut
– bulbourethrales	erbsengroße paarige männliche Geschlechtsdrüsen unterhalb der Vorsteherdrüse
– ceruminosae	Ohrenschmalzdrüsen
– ciliares	syn. Moll-Drüsen
– duodenales	syn. Brunner-Drüsen
– intestinales	syn. Lieberkühn-Krypten*
– sebaceae palpebrarum	syn. Zeis-Drüsen
– tarsales	syn. Meibom-Drüsen
Glans clitoridis, penis	Eichel, verdicktes Ende der Klitoris* bzw. des Penis*
Glaukom, *s*	grüner Star, Augenkrankheit aufgrund erhöhten Augeninnendrucks mit Schädigung von Sehnerv und Netzhaut
Glia (Neuroglia), *w*	Hüll- und Stützgewebe des Nervensystems
– zentrale G.	wird von Astrozyten*, Oligodendrozyten* und Ependymzellen* gebildet
– periphere G.	wird von Schwann-Zellen* und Mantelzellen* gebildet

Gliazellen	nicht erregbare Zellen des Nervensystems, bilden die Neuroglia (Glia)*
Glioblastom, *s*	maligner Tumor, meist im Groß- bzw. Endhirn
Glisson-Trias	Sammelbegriff für die jeweils drei nebeneinander verlaufenden Gefäße zwischen in der Regel drei benachbarten Leberläppchen
Globuline	kugelförmige Eiweiße in vielen Zellen und Körperflüssigkeiten
Globus, *m*	Kugel
– pallidus	syn. Pallidum
Glomerulonephritis	entzündliche Nierenerkrankung, besonders der Glomeruli*
Glomerulus, *m*	Kapillarknäuel des Nierenkörperchens
Glomus, *s*	Knäuel
– caroticum	Paraganglion mit Chemorezeptoren im Teilungswinkel der A. carotis communis*
Glossa, *w*	Zunge
Glottis	Stimmritze im Kehlkopf
Glukagon, *s*	Hormon der Bauchspeicheldrüse, das den Blutzuckerspiegel hebt
Glukokortikoide	Nebennierenrindenhormone
Glukoneogenese	Neubildung von Glukose* aus glukoplastischen Aminosäuren*, Milchsäure, Glyzerol*
Glukose, *w*	Traubenzucker, Einfachzucker
Glukosurie	Ausscheidung von Traubenzucker im Urin
Glyzerin, s	gebräuchliche Bezeichnung von Propantriol*
Glykogen, *s*	Vielfachzucker (Polysaccharid), Speicherform der Kohlenhydrate bei Mensch und Tier
Glykogenese, *w*	Aufbau von Glykogen*
Glykogenolyse, *w*	Abbau von Glykogen*
Glykokalyx, *w*	Schicht an der Außenseite der Zellmembran von Euzyten*
Glykolipid, *s*	zuckerhaltiges Lipidmolekül, Bestandteil der Zellmembran
Glykolyse, *w*	schrittweiser Abbau von Einfachzuckern, z. B. Glykose*, wichtiger Prozess zur Ener-

	giefreisetzung in den meisten Zellen
Glykoproteine	Eiweiße mit Kohlenhydratanteil
Glyzerol, *s*	vgl. Propantriol*
Golgiapparat, *m*	Zellorganell aus stapelförmig angeordneten flachen Hohlräumen
Goll-Strang, *m*	vgl. Fasciculus gracilis
Gomphosis, *w*	Einzapfung, Knochenverbindung, bei der 2 Knochen ineinander verkeilt und durch Bindegewebsfasern stabilisiert sind (Verankerung der Zähne im Zahnfach)
Gonaden	Geschlechts-, Keimdrüsen
Gonadoliberin, *s*	Gonadotropin-Releasinghormon*
Gonadotropin-Releasinghormon, *s*	Gonadoliberin*, regt HVL* zur Ausschüttung von FSH* und LH* an, GnRH
Gonarthrose, *w*	degenerative Erkrankung des Kniegelenks
Gonorrhö, *w*	Tripper, durch Gonokokken (Bakterien*) hervorgerufene Schleimhautinfektion der Harn- und Geschlechtsorgane
Gonosom, *s*	Geschlechtschromosom
Graaf-Follikel, *m*	sprungreifer Tertiärfollikel*
Granula, *Pl*	Körnchen in Zellen, z. B. in Granulozyten*
Granulationsgewebe	gefäßreiches Bindegewebe als Vorstufe von Narbengewebe
Granulozyt, *m*	weiße Blutzellart
Gravidität, *w*	Schwangerschaft
Graviditas extrauterina	Entwicklung der Frucht außerhalb der Gebärmutter (Eileiter, Bauchhöhle), sehr selten ausgetragen
Gynäkomastie	Brustvergrößerung beim Mann, meist hormonelle Ursachen oder Fetteinlagerung
Gyrus, *m*	Windung
– cinguli	Gürtelwindung, gehört funktionell zum limbischen System*
– postcentralis	hintere Zentralwindung des End- oder Großhirns
– praecentralis	vordere Zentralwindung des End- oder Großhirns

H

Habitus, *m*	Körperbeschaffenheit, äußere Erscheinung eines Menschen
Hallux, *m*	Großzehe
– valgus	Abknickung der Großzehe nach lateral
– varus	Abknickung der Großzehe nach medial
Halluzination	Sinnestäuschung
Hämangiom, *s*	Blutschwämmchen, gutartige Wucherung eines Blutgefäßes
Hämatemesis, *w*	Erbrechen von rotem Blut
Hämatokrit, *s*	Anteil der Blutzellen am Blutvolumen in Vol.-%
Hämatom, *s*	Bluterguss, Blutansammlung außerhalb eines Blutgefäßes im Gewebe
Hämatopoese, *w*	Bildung der Blutzellen im roten Knochenmark
Hämaturie, *w*	Blut im Urin
Hämodialyse, *w*	extrakorporale Reinigung des Blutes in einem Hämodialysator (künstliche Niere) bei Niereninsuffizienz
Hämodilution, *w*	Entnahme von Blut zur Eigentransfusion
Hämoglobin, *s*	roter Blutfarbstoff
Hämolyse, *w*	Zersetzung der Erythrozyten innerhalb des Organismus
Hämophilie, *w*	Bluterkrankheit
Hämorrhagie, w	starke Blutung
Hämorrhoide, *w*	Erweiterung des Venengeflechts am After und im unteren Mastdarm
Hämostase, *w*	Blutstillung, Stocken des Blutflusses
Handicap, *s*	Behinderung körperlicher oder geistiger Art (WHO)
Hangover, *m*	Nachwirkung nach Schlafmitteln u. a. sowie ionisierenden Strahlen, „Strahlenkater"
haploid	einfach, einmal vorhanden, vgl. Chromosomensatz, haploider

haptisch	unfreiwilliger Harnverlust
Haschisch, *s*	Blütenharz der weiblichen Hanfpflanze mit psychotropem* Wirkstoff
Haupthistokompatibilitäts-Komplex, *m*	individualspezifische Eiweiße in den Zellmembranen, ermöglichen den Abwehrzellen die Unterscheidung zwischen fremd und selbst
Haustrae coli	halbkugelige Ausbuchtungen der Grimmdarmwand
Havers-Kanal	Knochenkanal im Zentrum des Osteons*
Havers-System	vgl. Osteon*
Headzone	Hautgebiet, das zu einem bestimmten inneren Organ in Beziehung steht
Helicobacter pylori, *m*	Bakterium, das Gastritis* und Magengeschwüre hervorruft
Helicotrema, *s*	Schneckenloch zwischen Vorhof- und Paukentreppe des Innenohres
Helminthen	Eingeweidewürmer
Hemiparese, *w*	unvollständige Lähmung einer Körperhälfte
Hemiplegie, *w*	Lähmung einer Körperseite
Hepar, *s*	Leber
Heparin, *s*	Mittel zur Hemmung der Blutgerinnung
Heparinisierung	Injektion von Heparin zur Hemmung der Blutgerinnung
Hepatitis, *w*	entzündliche Lebererkrankung
Hepatozyten	Leberzellen
hereditär	erblich, ererbt
Hering-Breuer-Reflex, m	Lungendehnungsreflex, reflektorische Begrenzung der Einatmung
Hermaphrodit, *m*	Zwitter
Hernie, *w*	Eingeweidebruch
Herpes, *m*	durch Viren hervorgerufene entzündliche Erkrankung der Haut und Schleimhäute mit Bläschenbildung
Herpes zoster	Gürtelrose; akute Viruserkrankung, die durch Reaktivierung von Varicella-Zoster-Viren in den Spinalganglien entsteht, meist auf ein oder mehrere Dermatome* beschränkt

Herzminutenvolumen	Blutmenge, die von der linken bzw. rechten Herzkammer pro Minute ausgeworfen wird, Produkt aus Herzfrequenz und Schlagvolumen
Herzzeitvolumen	vgl. Herzminutenvolumen
Heterochromosomen	Geschlechtschromosomen, Gonosomen
heterogen	verschiedenartig
heterosexuell	Sexualorientierung auf das andere Geschlecht
heterozygot	mischerbig
Hiatus, *m*	Spalt
– **aorticus**	Aortenschlitz des Zwerchfells
– **oesophageus**	Speiseröhrenöffnung des Zwerchfells
– **scaleni**	Skalenuslücke, Gefäß- und Nervenlücke zwischen Mm. scalenus anterior und medius*
Hierarchie, *w*	Rangfolge, Rangordnung
Hilum, *s*	Einbuchtung bei Organen als Ein- bzw. Austrittsstelle von Gefäßen, Nerven u. a.
– **pulmonis**	Lungenhilum, Eintrittsstelle der Hauptbronchien und Lungengefäße
– **renalis**	Ein- bzw. Austrittsstelle der Nierengefäße und des Harnleiters
Hilus, *m*	ältere Bezeichnung für Hilum*
Hippocampus, *m*	Teil des limbischen Systems*
Hirudin, *s*	gerinnungshemmender Stoff im Speichel des Blutegels, heute gentechnisch hergestellt
His-Bündel	Teil des Erregungsleitungssystems des Herzens
Histamin, *s*	Gewebshormon, Neurotransmitter*
Histiozyten	Gewebemakrophagen (Monozyten*, die die Blutbahn verlassen haben)
Histokompatibilität	immunologische Verträglichkeit eines Spenderorgans im Empfängerorganismus
Histokompatibilitätsantigen, *s*	MCH*-Antigen*, Oberfächenantigen, Transplantationsantigen
Histologie	Gewebelehre
Hoden, *Pl*	Testes*, Orches*, 2 männliche Keimdrüsen im Hodensack, produzieren Samenzellen und das Hormon Testosteron*

homolog	übereinstimmend, entsprechend
Homöopathie	alternatives Heilverfahren
Homöostase, *w*	Konstanthaltung der lebenswichtigen physiologischen Kennwerte des inneren Milieus*; Gleichgewichtszustand eines Organismus
homöotherm	gleichwarm, unabhängig von der Umgebungstemperatur
Homosexualität, *w*	auf das gleiche Geschlecht gerichtetes Geschlechtsempfinden
homozygot	reinerbig
Hordeolum, *s*	Gerstenkorn, akute Entzündung des Augenlides
horizontal	waagerecht
Hormon, *s*	körpereigener Wirk- bzw. Botenstoff, im Endokrinium* produziert, erreicht über den Blutkreislauf seine Zielzellen
Hormon, adrenokortikotropes	Hormon des HVL*, stimuliert die Freisetzung von Kortisol* in der NNR*, ACTH
Hormon, antidiuretisches	im Hypothalamus* gebildetes Hormon, ADH
Hormon, somatotropes	Hormon des HVL*, Wachstumshormon, STH
Hormon, thyroid-stimulierendes	Hormon des HVL*, fördert die Freisetzung von Thyroxin* und Trijodthyronin* der Schilddrüse, TSH
Hospitalinfektion	in medizinischen und Pflegeeinrichtungen erworbene Infektion durch dort lebende, meist resistente* Erreger, auch durch mangelhafte Hygiene, insbesondere der Hände
hospitalisieren	in die stationäre Betreuung einweisen
human	menschlich, den Menschen betreffend
Humerus, *m*	Oberarmknochen
humoral	Körperflüssigkeiten bzw. den Transport von Substanzen in Blut oder Liquor betreffend
Hybrid	Mischling, Bastard
Hydratation, *w*	Wasseranlagerung an gelöste Ionen
Hydrogenkarbonate	Salze der Kohlensäure

Hydrolasen	Enzymhauptklasse, spalten Kohlenhydrate, Fette und Eiweiße
Hydrolyse, *w*	Spaltung einer chemischen Verbindung durch eine Reaktion mit Wasser
Hydronephrose, *w*	Wassersackniere, irreversible Erweiterung des Nierenhohlraumsystems infolge Harnstaus
hydrophil	wasserlöslich
hydrophob	wasserabweisend
Hydrops, *m*	Ansammlung seröser Flüssigkeit in Körperhöhlen
Hydrotherapie	Behandlung mit Wasser aller Art
Hydrozephalus, *m*	Erweiterung der Liquorräume im Gehirn durch ein Missverhältnis zwischen Liquorproduktion und -resorption
Hygiene, *w*	Gesamtheit der Maßnahmen, die auf die Erhaltung und Förderung der Gesundheit gerichtet sind
hygroskopisch	wasseranziehend
Hymen, *s*	Jungfernhäutchen, Schleimhautfalte am Scheideneingang
Hyperämie, *w*	verstärkte Blutansammlung in einer Körperregion
Hyperazidität, *w*	Übersäuerung des Magensaftes
Hypercholesterinämie	erhöhter Gehalt an Cholesterin im Serum, >200 mg/dl
Hyperemesis, *w*	übermäßiges Erbrechen, z. B. in der Schwangerschaft
Hyperextension, *w*	Überstreckung
Hyperhidrose, *w*	verstärktes Schwitzen
Hyperglykämie, *w*	Blutzuckerwert über dem Normwert, z. B. bei Diabetes mellitus
Hyperkaliämie, *w*	erhöhter Kaliumgehalt des Blutes
Hyperkalzämie, *w*	erhöhter Kalziumgehalt des Blutes
Hyperkinese, *w*	Bewegungsunruhe
Hyperlipidämie, *w*	Fettstoffwechselstörung, erhöhter Lipidgehalt im Blut
Hyper(metr)opie, *w*	Weit- bzw. Übersichtigkeit

Hyperparathyreoidismus, *m*	Überfunktion der Nebenschilddrüsen, vermehrte Bildung von Parathormon
Hyperplasie, *w*	Volumenzunahme eines Organs durch Zunahme der Zellzahl
Hyperthermie, *w*	erhöhte Körpertemperatur
Hyperthyreose, *w*	Überfunktion der Schilddrüse
Hypertonie, *w*	Bluthochdruck, >139/89 mmHg (WHO); erhöhte Muskelspannung, erhöhter Augeninnendruck
Hypertrophie, *w*	Volumenzunahme von Organen aufgrund der Größenzunahme von Zellen durch erhöhte Beanspruchung
Hyperventilation, *w*	übermäßig gesteigerte Atmung
Hypnose, *w*	durch Suggestion* herbeigeführter schlafähnlicher Zustand
Hypnotikum, *s*	Schlafmittel
Hypochondrie, *w*	Zustand ständiger Befürchtungen, krank zu sein oder zu werden
Hypochondrium, *s*	syn. Regio hypochondriaca
Hypogastrium, *s*	Unterbauch
Hypoglykämie, *w*	Blutzuckergehalt unter dem Normwert
Hypokinese, *w*	Bewegungsarmut
Hypophyse, *w*	Hirnanhangdrüse
Hypoplasie, *w*	ungenügende Entwicklung eines Organs mit Funktionsbeeinträchtigung
Hypothalamus, *m*	Teil des Zwischenhirns, Sitz wichtiger vegetativer Regulationszentren, Hormonbildung*
Hypothermie, *w*	verminderte Körpertemperatur
Hypothyreose, *w*	Unterfunktion der Schilddrüse
Hypotonie, *w*	niedriger Blutdruck, <105/60 mmHg (WHO); niedrige Muskelspannung
Hypotrophie, *w*	Gewebe- oder Organverkleinerung aufgrund von Zellverkleinerung infolge unzureichender Belastung, Unterernährung
Hypovitaminose, *w*	Vitaminmangelkrankheit
Hypovolämie, *w*	vermindertes Blutvolumen
Hypoxie, *w*	Sauerstoffmangel in Geweben

I

iatrogen	durch medizinische Behandlung ausgelöst
Identität, *w*	Gleichheit, Übereinstimmung
idiopathisch	ohne erkennbare Ursache entstanden
Ikterus, *m*	Gelbsucht, Gelbfärbung der Haut
Ileum, *s*	Krummdarm
Ileus, *m*	Darmverschluss
Iliosakralgelenke	Darmbein-Kreuzbein-Gelenke
Immobilität, *w*	Unbeweglichkeit
Immundefizienzvirus, humanes	HIV, verursacht HIV-Infektion und deren Vollbild AIDS
Immunglobulin, *s*	Antikörper, globuläres Eiweiß
Immunisierung, *w*	Maßnahmen, um eine Immunität* zu erreichen, Impfung
Immunität, *w*	Unempfindlichkeit des Organismus für Krankheitserreger
Immunschwäche-krankheit, erworbene	AIDS, Vollbild der HIV-Infektion
Immunsystem, *s*	Abwehrsystem
Implantation, *w*	Einpflanzung z. B. von Gewebe
Impotentia, *w*	Unvermögen
– coeundi	Unfähigkeit zur Erektion* des Penis*, umgangssprachlich: Impotenz
– generandi	Zeugungsunfähigkeit bei Männern, Unfruchtbarkeit bei Frauen
Inappetenz, *w*	Appetitlosigkeit
Incisura, *w*	Einschnitt, Einbuchtung
– clavicularis	Einschnitt am Handgriff des Brustbeins
– ischiadica major	Einbuchtung unterhalb des hinteren oberen Darmbeinstachels
– ischiadica minor	Einbuchtung unterhalb des Sitzbeinstachels
– jugularis	Drosselgrube, Einbuchtung am Manubrium sterni*
– scapulae	Kerbe am oberen Rand des Schulterblattes

Incisurae costales	seitliche Einbuchtungen am Brustbein für die Rippenköpfchen
Incus, *w*	Amboss, Gehörknöchelchen
Indikation, *w*	Grund für sinnvolle medizinische Maßnahme im Interesse des Patienten
Indolenz, *w*	Schmerzlosigkeit
Induration, *w*	Verhärtung
infantil	kindlich
Infarkt, *m*	Absterben von Gewebe aufgrund der Unterbrechung der Blutzufuhr (z. B. Herzmuskelgewebe, Hirngewebe)
infaust	ungünstige oder tödliche Prognose einer Krankheit
Infekt, Infektion	lokale oder allgemeine Erkrankung durch in den Körper eingedrungene Krankheitserreger
inferior	unten (beim Menschen identisch mit kaudal*)
infertil	unfruchtbar
Infiltrat	in Gewebe eingedrungene Fremdkörper, meist krankheitserregend
infizieren	anstecken
Inflammatio, *w*	Entzündung
Influenza, *w*	Grippe, durch Influenzaviren hervorgerufen
Infundibulum, *s*	Trichter, Hypophysenstiel
– tubae uterinae	Tubentrichter am Eileiterende
Infusion, *w*	z. B. intravenöse* oder intraarterielle* Einführung von größeren Flüssigkeitsmengen
Inguinalhernie, *w*	Leistenbruch
Inhalation	Einatmung von in Dämpfen, Gasen oder Aerosolen gelösten Arzneimitteln
Inhibitinghormone	Neurohormone des Zwischenhirns, hemmen die Hormonbildung im HVL*
initial	zu Anfang
Injektion, *w*	intra- oder subkutane*, intramuskuläre*, -venöse*, -arterielle*, -artikuläre*, -kardiale* u. a. Einspritzung eines Arzneimittels in den Organismus
inkompatibel	unverträglich

Inkontinenz, *w*	Unfähigkeit, Harn oder Stuhl willkürlich zurückzuhalten
Inkret, *s*	Hormon*
Inkretion, *w*	Stoffabgabe von Drüsen unmittelbar in das Körperinnere
Inkubationszeit	Spanne zwischen Ansteckung und Ausbruch einer Infektionskrankheit
Inkubator, *m*	Brutschrank für Bakterienkulturen, Wärmebett für Früh- und unreife Neugeborene
Innervation, *w*	nervale Versorgung von Geweben, Organen u. a.
innervieren	vgl. Innervation
inoperabel	keine Operation möglich
Insemination, *w*	Besamung, Einbringen des männlichen Samens in den Genitaltrakt der Frau
Insertion, *w*	Ansatz von Muskel oder Sehne am Knochen
in situ	natürliche Lage der inneren Organe
Inspektion, *w*	Betrachtung des Patienten
Inspiration, *w*	Einatmung
Instillation, *w*	Eintropfen einer medizinisch wirksamen Flüssigkeit in den Körper
instinktiv	unwillkürlich, ohne Überlegung
Insuffizienz, *w*	Leistungsschwäche
Insulin, *s*	Blutzuckerspiegel senkendes Hormon der Bauchspeicheldrüse
Insult, *m*	Anfall
Interferon, *s*	Protein* oder Glykoprotein* mit antiviraler und -tumoraler Wirkung
Interkostalraum	Zwischenrippenraum
Interkostalneuralgie, *w*	Erkrankung der Zwischenrippennerven
Interleukine	zu den Zytokinen* zählende Botenstoffe der Immunregulation
intermittierend	unterbrochen auftretend
Interphalangealgelenke	Fingermittel- und Fingerendgelenke
Interruption	Unterbrechung
interstitiell	zwischen den Zellen (im Zwischengewebe) liegend

Interstitium	Raum zwischen Zellen, Geweben, Organen
Intertrigo, *w*	„Wolf", Entzündung auf aneinander liegenden Hautflächen durch Reibung, Feuchtigkeit, gestaute Wärme
Intervention, *w*	medikamentöses oder operatives Eingreifen
Interzellularsubstanz	Zwischenzellsubstanz
intestinal (intestinalis)	den Darm betreffend
Intestinum, *s*	Darm
– crassum	Dickdarm
– tenue	Dünndarm
Intima, *w*	vgl. Tunica intima
Intoxikation, *w*	Vergiftung
intraabdominal	innerhalb des Bauchraumes
– arteriell	innerhalb einer Arterie, in die Arterie hinein
– artikulär	im Gelenkinneren liegend, in ein Gelenk hinein
– glutäal	in den großen Gesäßmuskel hinein
– kutan	i. c.; in die Haut hinein
– lumbal	in den Rückenmarkkanal hinein
– muskulär	i. m.; in einen Muskel hinein
– neural	in einen Nerven hinein
– okular	im Auge
– operativ	während einer Operation
– oral	in der Mundhöhle
– peritoneal	innerhalb des Bauchfells
– uterin	in der Gebärmutter
– vaginal	in der Scheide
– vasal	innerhalb eines Blutgefäßes
– vaskulär	in einem Blutgefäß
– venös	i. v.; in eine Vene hinein
– zellulär	innerhalb der Zelle
Intrinsic-Faktor, *m*	Glykoprotein*, das die Aufnahme von Vitamin B_{12} im Ileum* ermöglicht
introvertiert	nach innen gekehrt
Intubation, *w*	Einführen eines Rohres durch den Mund zur Freihaltung der Atemwege
Intumescentia, *w*	Anschwellung

– cervicalis	Anschwellung im Halsbereich des Rückenmarks
– lumbosacralis	Anschwellung im Lendenbereich des Rückenmarks
Invasion, *w*	Eindringen, Hineinwachsen
in vitro	im Reagenzglas, in einem Gefäß
In-vitro-Fertilisation	Verschmelzung einer entnommenen Eizelle mit einer Samenzelle in einem Gefäß, „künstliche Befruchtung", extrakorporale* Befruchtung
in vivo	im oder am lebenden Organismus
Involution, *w*	Rückbildung
Inzidenz, *w*	Zahl neu Erkrankter an einer bestimmten Krankheit in einem bestimmten Zeitraum
Inzision, *w*	Einschneiden, Eröffnen
Ion, *s*	elektrisch geladenes Teilchen
ipsilateral	auf der gleichen Seite liegend
Iris, *w*	Regenbogenhaut des Auges
irreponibel	nicht in die normale Lage zu bringen
irreversibel	nicht umkehrbar
Irritation, *w*	Reizung
Ischämie, *w*	mangelnde oder fehlende Blutversorgung von Geweben oder Organen
Ischias, *m*, *w*, *s*	Neuralgie* oder Neuritis* im Bereich des N. ischiadicus*
Isohydrie	konstanter pH-Wert*
Isoionie	konstante Elektrolytkonzentration
Isovolämie	konstantes Flüssigkeitsvolumen
Isthmus, *m*	Engstelle, schmale Verbindung
– aortae	Aortenenge
– faucium	Rachen- oder Schlundenge, verbindet Mundhöhle und Rachen
– glandulae thyroideae	Verbindungsstück der beiden Schilddrüsenlappen
– tubae uterinae	Eileiterenge
– uteri	Gebärmutterenge

J

Jejunum, *s*	Leerdarm
Jetlag, *m*	Beschwerden aufgrund eines geänderten Schlaf-Wach-Rhythmus nach Interkontinentalflügen
Joint, *m*	Zigarette mit Gemisch von Tabak und Haschisch
Joule	internationale Energieeinheit, 1 J = 0,239 cal
Junkie, *m*	Drogenabhängiger
Junctura, *w*	Verbindung
– cartilaginea	Knorpelfuge
– fibrosa	Bandfuge
– synovialis	synoviales („echtes“) Gelenk
juvenil	jugendlich

K

Kachexie, *w*	Abmagerung mit Kräfteverfall
Kallidin, *s*	syn. Bradykinin
Kallus, *m*	gefäßreiches Bindegewebe, das sich im und um den Bruchspalt entwickelt und letztlich verknöchert
Kalotte, *w*	Schädeldach
Kalzitonin, *s*	Schilddrüsenhormon, ist an der Regulation des Kalziumhaushaltes beteiligt
kanzerogen, karzinogen	krebserzeugend
Kanzerose, *w*	Krebserkrankung
Kapillaren	Haargefäße, feinste Verästelungen zwischen Arterien und Venen, Anfang des Lymphgefäßsystems (Lymphkapillaren)
Kardia, *w*	Mageneingang; selten Bezeichnung für Herz
kardial	zum Herzen gehörend
Karenz, *w*	Enthaltsamkeit, Entbehrung
Karies, *w*	Zahnfäule
Karpometakarpalgelenke	Handwurzel-Mittelhand-Gelenke
Karzinom, *s*	bösartige (maligne) Geschwulst mit Metastasenneigung
Kastration, *w*	operative Entfernung der Keimdrüsen
Kasuistik, *w*	Beschreibung eines Krankheitsfalles
Katabolismus, *m*	abbauende Stoffwechselwege, Betriebsstoffwechsel, vgl. Dissimilation
Katalysator, *m*	Stoff, der eine chemische Reaktion ermöglicht und ihre Geschwindigkeit erhöht
Katalyse, *w*	Einleitung, Beschleunigung und Steuerung chemischer Reaktionen durch Katalysatoren*
Katamnese, *w*	abschließender Krankenbericht
Katarakt, *m*	grauer Star, Trübung der Augenlinse
Katarrh, *m*	Entzündung der Schleimhäute, besonders in den Atemorganen
Katecholamine	biogene Amine* (Adrenalin*, Noradrenalin*,

Dopamin*)

Katheter, *m* — Röhrchen aus unterschiedlichen Materialien zur Einführung in Hohlorgane zu diagnostischen und therapeutischen Zwecken

Kation, *s* — positives Ion*

kaudal — schwanzwärts, zum Steißbein hin gelegen (beim aufrecht stehenden Menschen unten)

kausal — ursächlich

Kaverne, *w* — Hohlraum in Körpergeweben, aufgrund einer nekrotischen Veränderung oder von Gewebszerfall entstanden

Keloid, *s* — Bindegewebswucherung

Keratin, *s* — Hornstoff

Keratose, *w* — Verhornung der Haut

Kerckring-Falten — feststehende Ringfalten des Dünndarms

Kernspinresonanztomografie, -gramm — = Magnetresonanztomografie* und bildliche Darstellung

Ketonkörper — Säuren, die bei gesteigertem Fettabbau (Zuckerkrankheit, Hunger) entstehen

Killerzellen, natürliche — spezialisierte weiße Blutzellen, töten andere Zellen ohne vorherige Sensibilisierung* ab

Kinetose, *w* — Bewegungskrankheit, Reisekrankheit

Klassifikation, *w* — Einteilung von Krankheiten, z. B. International Classification of Diseases (ICD) der WHO

Klaustrophobie, *w* — Furcht vor Aufenthalt in geschlossenen Räumen

Klavikula, *w* — Schlüsselbein

Klimakterium, *s* — Phase nach Abschluss der Geschlechtsreife bis zum Alter, insbesondere Wechseljahre der Frau

Klistier, *s* — Einlauf in den Mastdarm

Klitoris. *w* — Kitzler, Sexualorgan (Schwellkörper) der Frau

Klon, *m* — durch ungeschlechtliche Vermehrung entstandene erbgleiche Nachkommenschaft einer Zelle

Klonen, *s*	Herstellung genetisch identischer Individuen
Koagulation, *w*	Gerinnung
Koenzym, *s*	Kofaktor, notwendiger Stoff für viele Enzymreaktionen
kognitiv	das Erkennen, die Wahrnehmung und das Denken betreffend
Kohabitation, *w*	vgl. Koitus
Kohlrausch-Falte	halbmondförmige Querfalte im Mastdarm, Orientierungspunkt in der Diagnostik
Koitus, *m*	Geschlechtsverkehr, -akt, Beischlaf
Kokken	Kugelbakterien, können Infektionskrankheiten hervorrufen
Kolik, *w*	krampfartiger Schmerz durch Kontraktion eines Hohlorgans oder in ableitenden Systemen
Kolitis, *w*	Dickdarmentzündung
kollabieren	zusammenfallen
Kollagene	Struktureiweiße im Binde-, Knochen- und Knorpelgewebe
Kollaps, *m*	plötzliches Versagen der Blutzirkulation; Zusammenfallen der Lunge bei Pneumothorax*
Kollateralkreislauf	Umgehungskreislauf
Kolloide	fein verteilte Makromoleküle, z. B. Eiweiße, in einem Lösungsmittel (kolloidale Lösung, z. B. Zellplasma)
Kollodiaphysenwinkel	CCD-Winkel, Schenkelhalsschaftwinkel, Winkel zwischen Schaft und Schenkelhals des Oberschenkelknochens
Koloskopie	Dickdarmspiegelung
Koma. *s*	tiefe Bewusstlosigkeit
Komedon, *s*	Mitesser
Kommisur, *w*	Verbindung
Kommissurenbahnen	querverlaufende Nervenfasersysteme des End- oder Großhirns, verbinden „identische" Rindenbezirke beider Hirnhälften miteinander
Kompartiment	abgegrenzter Raum, z. B. in Zellen, EZR*, IZR*

kompatibel miteinander mischbar, verträglich
Kompensation, *w* Ausgleich einer gestörten Funktion
Komplementsystem System von Plasmaeiweißen, das der Infektabwehr dient und Entzündungsreaktionen verursacht
komplex vielfältig, vielschichtig
Kompositum, *s* Zusammenstellung, Kombinationspräparat
Kompression, *w* Druck, Zusammendrücken, Quetschen
Kondition, *w* körperliche Verfassung
Konditionierung, *w* Vorbereitung auf einen gewünschten Zustand
Kondylus, *m* Gelenkknorren
Konfiguration äußere Gestalt, auch krankheitstypische äußere Form eines Organs
Konfusion, *w* Verwirrung
kongenital angeboren
Konkremente aus Salzen bestehende feste Gebilde (Steine) in Organen oder ableitenden Systemen
Konjunktiva, *w* Bindehaut des Auges, verbindet den Augapfel mit den Augenlidern
konnatal angeboren
konservativ Gegensatz zur operativen Behandlung
Konsilarius, *m* weiterer zur Behandlung hinzugezogener Arzt
Konstitution, *w* anlagebedingter Gesamtzustand eines Menschen
Konstriktion, *w* Zusammenziehung, -schnürung
Konsultation, *w* Beratung, z. B. durch den Arzt
Konsumtion, *w* starke Abmagerung
Kontagiosität, *w* Grad der Übertragbarkeit eines Krankheitserregers
Kontaktallergie Allergie auf bestimmte Substanzen bei Hautkontakt
Kontaktekzem, *s* Ausschlag bei Hautkontakt mit bestimmten Substanzen
Kontamination, *w* Verunreinigung durch Krankheitserreger
Kontinenz, *w* Fähigkeit, Urin und Stuhl zurückzuhalten
Kontraindikation, *w* Gegenanzeige, Umstand, der sich gegen eine an sich angezeigte Therapie richtet

Kontraktion, *w* — Zusammenziehung oder Anspannung z. B. eines Muskels

– isometrische — Änderung der Muskelspannung bei gleichbleibender Länge

– isotonische — Änderung der Muskellänge bei gleichbleibender Spannung

Kontraktur, *w* — dauerhafte Verkürzung eines Muskels mit der Folge von Bewegungseinschränkungen; Verkürzung und Schrumpfung von Narben

kontralateral — auf der gegenüberliegenden Seite liegend

Kontrazeption, *w* — Empfängnisverhütung

Kontusion, *w* — Prellung bis Quetschung durch stumpfe Gewalteinwirkung

Konvektion, *w* — Stofftransport durch Flüssigkeiten oder Gase

Konzeption, *w* — Empfängnis, Eindringen einer Samenzelle in eine reife Eizelle, führt zur Befruchtung

Kopremesis, *w* — Koterbrechen bei Darmverschluss

koronar — kranzförmig, auf die Herzkranzgefäße bezogen

Koronargefäße — Herzkranzgefäße, versorgen den Herzmuskel mit Blut

Koronarien — Koronararterien, Herzkranzarterien

Kortex — vgl. Cortex

Kortikalis, *w* — vgl. Substantia corticalis

Kortikosteroide — in der Nebennierenrinde gebildete Steroidhormone*

Kortikotropin-Releasinghormon — Hormon, stimuliert den HVL* zur Ausschüttung von ACTH*

Kortisol, *s* — Glukokortikoid* der NNR*

kranial — schädelwärts (beim aufrecht stehenden Menschen oben)

Kreatin, *s* — organische Säure, Zwischenprodukt des Energiestoffwechsels

Kreatinin, *s* — Abbauprodukt des Muskelstoffwechsels, das von der Niere ausgeschieden wird

Kreislauf, enterohepatischer — mehrfache Zirkulation bestimmter Stoffe (z. B. Gallensäuren) zwischen Leber und Darm

Kreuzprobe	obligatorische Überprüfung der Übereinstimmung von Spender- und Empfängerblut vor einer Bluttransfusion
Krise, *w*	dramatische Wende in einem Krankheitsverlauf; auch plötzliche Störung
Krupp-Syndrom, *s*	entzündliche Schwellung der Kehlkopfschleimhaut mit Atemnot, Husten und typischem Atemgeräusch
Kryotherapie, *w*	meist lokale therapeutische Kälteanwendung
Krypten	Einsenkungen, z. B. an Schleimhautoberflächen
Kultur, *w*	Anzüchten von Krankheitserregern oder Gewebszellen auf Nährböden
Kumulation, *w*	Anhäufung bzw. Konzentrationserhöhung eines Arzneimittels im Organismus bei wiederholter Verabreichung, z. B. in zu hohen Dosen, zu kurzen Abständen oder bei eingeschränkter Ausscheidung
kupieren	eine Krankheit im Anfangsstadium unterdrücken oder unterbrechen
kurabel	heilbar
kurativ	heilend
Kutis, *w*	Haut
Kryptorchismus, *m*	Hodenhochstand, Hoden* sind nicht in den Hodensack gewandert
Kupffer-Sternzelle	Makrophage* in der Leber
kutan	die Haut betreffend
Kyphose, *w*	konvexe Krümmung der Wirbelsäule nach dorsal*

L

labial	lippenwärts
Labilität, *w*	Unbeständigkeit, Hinfälligkeit
Labium, *s*	Lippe
– articulare	Gelenklippe
– inferius	Unterlippe
– majus pudendi	große Schamlippe
– minus pudendi	kleine Schamlippe
– superius	Oberlippe
Labrum, *s*	lippenförmiges Gebilde
– acetabuli	Gelenklippe der Hüftgelenkpfanne
– glenoidale scapulae	Gelenklippe der Schultergelenkpfanne
Labyrinth, *s*	Innenohr, knöchernes Hohlraumsystem, in dem das häutige Labyrinth, bestehend aus dem Hör- und Gleichgewichtsorgan, liegt
Lacuna, *w*	Lücke, Spalte
– musculorum	Muskellücke unter dem Leistenband
– vasorum	Gefäßlücke unter dem Leistenband
Laktat, *s*	Salz der Milchsäure
Laktation, *w*	Milchabsonderung der weiblichen Brustdrüse
Laktose, *w*	Milchzucker, Disaccharid*
Laktoseintoleranz	Milchzuckerunverträglichkeit aufgrund von Mangel am Enzym Laktase
Lamina, *w*	Schicht, dünne Platte
– basalis	Basalmembran, Basallamina, dünne Schicht als Grenzfläche zwischen Epithelien* und Bindegewebe
– cribrosa	Siebbeinplatte
– externa	äußere Schicht der Schädelknochen
– interna	innere Schicht der Schädelknochen
– muscularis mucosae	Schleimhautmuskelschicht
– propria	dünne Bindegewebsschicht unter Epithelien*
– tecti	Vierhügelplatte, dünne Platte des Mittelhirndaches

Langerhans-Inseln	hormonproduzierende Zellanhäufungen der Bauchspeicheldrüse
Langerhans-Zellen	phagozytierende Abwehrzellen in der Oberhaut
Lanugo, *w*	Wollhaar, Haarflaum des Fetus*
Laparoskop, *s*	vgl. Endoskop
Laparoskopie, *w*	Endoskopie* der Bauchhöhle mittels des Laparoskops
Laparotomie, *w*	operative Eröffnung der Bauchhöhle
larviert	versteckt
Laryngitis, *w*	Kehlkopfentzündung
Larynx, *m*	Kehlkopf
Lasertherapie, *w*	Behandlung mittels einer Lichtstrahlung mit extrem hoher Energiedichte
Läsion, *w*	Verletzung
latent	verborgen, z. B. Krankheitssymptome
Latenzzeit	Inkubationszeit*
Lavage, *w*	Spülung, Ausspülung
Laxans, *s*	Abführmittel
lateral	seitwärts gelegen
Lebersinusoide	Leberkapillaren
Leberzirrhose, *w*	Endstadium chronischer Lebererkrankungen
Legasthenie, *w*	angeborene Lese-, Schreib-Schwäche
lege artis	nach den Regeln der Kunst
Lemniscus, *m*	Schleife
– lateralis	seitliche Schleifenbahn des Hirnstamms, Teil der Hörbahn
– medialis	mittlere Schleifenbahn des Hirnstamms, enthält Leitungsbahnen für Berührung und Druck
Lens, *w*	Augenlinse
leptosom	schmalwüchsig
letal	tödlich, zum Tode führend
Letalität, *w*	Verhältnis der Todesfälle zur Zahl der Erkrankten an einer bestimmten Krankheit
Lethargie, *w*	starke Schläfrigkeit
Leukämie, *w*	Blutkrebs mit Vermehrung weißer Blutkörper-

	chen
Leuko(zyto)**penie**, *w*	krankhafte Verminderung weißer Blutkörperchen
Leukozyt, *m*	weiße Blutzelle bzw. weißes Blutkörperchen
Leukozytose, *w*	erhöhte Anzahl weißer Blutkörperchen
Leukozyturie, *w*	eitriger Harn
Leydig-Zwischenzellen	Hodenzwischenzellen
Lezithin, *s*	zusammengesetztes Lipid*
Liberine	vgl. Releasinghormone
Lieberkühn-Krypten	Einsenkungen in der Darmschleimhaut, Oberflächenvergrößerung. Sekretion
Lien, *m*	Milz
Ligament, *s*	Band, meist aus kollagenem Bindegewebe bestehend
Ligamenta, *Pl*	Bänder
– carbometacarpalia dorsalia, palmaria	Verstärkungsbänder der Handwurzel-Mittelhand-Gelenke
– collateralia	Seitenbänder
– flava	Bänder zwischen den Wirbelbögen
– sacroiliaca anteriora	Verstärkungsbänder der Kreuz-Darmbein-Gelenke
Ligamentum, *s*	Band
– anulare radii	Ringband am Ellenbogen
– capitis femoris	Hüftgelenkband des Oberschenkelkopfes
– collaterale fibulae	Außenband des Kniegelenks
– collaterale radiale	Außenband des Ellenbogengelenks
– collaterale tibiale	Innenband des Kniegelenks
– collaterale ulnare	Innenband des Ellenbogengelenks
– coronarium dextrum und sinistrum	rechtes und linkes kranzförmiges Band der Leber
– cruciatum anterius	vorderes Kreuzband
– cruciatum posterius	hinteres Kreuzband
– falciforme	sichelförmiges Band der Leber
– nuchae	Nackenband
– iliofemorale	Darmbein-Oberschenkel-Band
– iliolumbale	Darmbein-Kreuzbein-Band
– inguinale	Leistenband

– ischiofemorale	Sitzbein-Schenkel-Band
– latum uteri	breites Mutterband zwischen Gebärmutter und Beckenwand
– longitudinale anterius	vorderes Längsband der Wirbelsäule
– longitudinale posterius	hinteres Längsband der Wirbelsäule
– patellae	Kniescheibenband
– supraspinale	Dornspitzenband der Wirbelsäule
– teres uteri	rundes Mutterband der Gebärmutter
– transversum atlantis	Atlasquerband
– vocale	Stimmband
Ligatur, *w*	ein Blutgefäß verschließende Naht
limbisches System	Hirnteile, die an der Steuerung emotionaler und triebhafter Leistungen beteiligt sind
Linea, *w*	Linie
– alba	weiße Linie, senkrechte Bindegewebsnaht in der Bauchmitte
– arcuata	bogenförmig verlaufende Linie
– terminalis	Grenzlinie zwischen kleinem und großem Becken
Lingua, *w*	Zunge
Lipase, *w*	fettspaltendes Verdauungsenzym
Lipide	wasserunlösliche Fette und fettähnliche Stoffe
Lipogenese, *w*	Fettaufbau
lipophil	fettlöslich
Lipolyse, *w*	Fettabbau
Lipom, *s*	gutartige Geschwulst aus Fettgewebe
Lipoprotein, *s*	an Fett gebundenes Eiweiß
Lipoproteine höherer Dichte	HDL*, Cholesteroltransporteur aus den peripheren Geweben in die Leber
Lipoproteine niederer Dichte	LDL*, potenzieller Cholesterollieferant für die Zellen
Lipoid, *s*	zusammengesetztes Lipid*
Lipom, *s*	gutartige Geschwulst aus Fettgewebe
liquide	flüssig
Liquor cerebrospinalis, *m*	Gehirn-Rückenmark-Flüssigkeit
Litholyse, *w*	medikamentöse Zerstörung von Steinen innerhalb des Körpers

Lithotripsie, *w*	nicht operative Zertrümmerung von Steinen
livid, livide	bläulich verfärbt
Lobuli testis	Hodenläppchen
Lobus, *m*	Lappen
– caudatus hepatis	Schweiflappen der Leber
– frontalis	Stirnlappen des End- oder Großhirns
– hepatis dexter	rechter Leberlappen
– hepatis sinister	linker Leberlappen
– inferior pulmonis	Unterlappen der Lunge
– medius pulmonis dextrae	Mittellappen der rechten Lunge
– occipitalis	Hinterhauptlappen des End- oder Großhirns
– parietalis	Scheitellappen des End- oder Großhirns
– superior pulmonis	Oberlappen der Lunge
– quadratus hepatis	quadratischer Leberlappen
– temporalis	Schläfenlappen des End- oder Großhirns
Locked-in-Syndrom, *s*	Unfähigkeit zu jeder Äußerung trotz Wachheit und Bewusstseinsklarheit mit Ausnahme von Augenbewegungen
lokal	örtlich
Lokalanästhesie, *w*	örtliche Betäubung
Lokus, *m*	Ort, Stelle
longitudinal, longitudinalis	in Längsrichtung, entlang der Körperachse, senkrecht zur Transversalebene (oben – unten)
Lordose, *w*	konvexe Krümmung der Wirbelsäule nach ventral*
Lues, *w*	vgl. Syphilis
Lumbago, *w*	Schmerzen im Bereich der Lendenwirbelsäule, Hexenschuss
lumbal, lumbalis	zur Lende gehörend
Lumbalanästhesie, *w*	Injektion eines Betäubungsmittels in den Liquor* des Rückenmarks im Lendenbereich
Lumbalpunktion, *w*	Einführung einer Kanüle im Bereich der Lendenwirbelsäule in den Subarachnoidalraum* zum Zweck der Liquorentnahme
Lumen, *s*	lichte Weite röhrenförmiger Körper und Hohlorgane; Durchmesser

Lungenvolumina	Sammelbegriff für verschiedene Luftmengen der Atemzüge in der Lunge
Lunula, *w*	halbmondförmiger heller Bereich der Nagelmatrix*, der aus der Nageltasche herausragt
Luteinisierendes Hormon, *s*	Hormon des HVL*, steuert Eireifung, Eisprung, Gelbkörperbildung und fördert Spermienreifung, LH
Luxation, *w*	Verrenkung, Auskugeln eines Gelenkes
Lymphadenitis, *w*	Lymphknotenschwellung
Lymphangitis, *w*	Entzündung der Lymphgefäße
Lymphe, *w*	wässrige, leicht milchig getrübte Körperflüssigkeit in den Lymphgefäßen und Lymphknoten
Lymphografie, -gramm	Darstellung der Lymphgefäße und Lymphknoten mithilfe eines Kontrastmittels
Lymphozyt, *m*	weiße Blutzellart
Lymphsinus	erweiterte, spaltförmige Lymphbahnen, z. B. in den Lymphknoten
Lyse, *w*	Auflösung
Lysosom, *s*	bläschenförmiges Zellorganell mit Hydrolasen*
Lysozym, *s*	Enzym mit antibakterieller Wirkung, z. B. im Mundspeichel

M

Macula lutea, *w*	gelber Fleck in der Netzhaut des Auges, Stelle des schärfsten Sehens
Magnetresonanztomografie, -gramm	MRT; Kerspin(resonanz)tomografie, bildgebendes Verfahren mit Nutzung eines Magnetfeldes, Ganzkörperuntersuchung, Diagnostik* krankhafter Veränderungen
Makroparasiten	mit dem bloßen Auge erkennbare Schmarotzer, häufig Krankheitserreger
Makrophagen	Phagozyten*, zu denen Monozyten* und Gewebemakrophagen gehören
Malabsorption, *w*	Störungen der Resorption* im Darm
Malazie, *w*	Auflösung, Erweichung
Malignität, *w*	Bösartigkeit
Malignom, *s*	bösartiger Tumor
Malleolengabel	Knöchelgabel
Malleolus lateralis	äußerer Fußknöchel
Malleolus medialis	innerer Fußknöchel
Malleus, *m*	Hammer, Gehörknöchelchen
Malnutrition, *w*	falsche Ernährung
Malpighi-Körperchen	Nierenkörperchen
Maltase, *w*	Verdauungsenzym, das Malzzucker in Traubenzucker zerlegt
Maltose, *w*	Malzzucker, Disaccharid*
Mamma, *w*	Brustdrüse
Mammografie, -gramm	röntgenologische Darstellung der weiblichen Brustdrüse
Mandibula, *w*	Unterkiefer
manifest	deutlich erkennbar
Mantelzellen	Satellitenzellen, ummanteln die Nervenzellen des PNS und versorgen sie
Manubrium sterni	Handgriff des Brustbeins
manuell	mit der Hand
Manus, *w*	Hand

Marasmus, *m* — langdauernder Entkräftigungsprozess
marginal — am Rand, randständig
Markscheide — Isolationsschicht um die Axone* der Nervenzellen
Margo, *w* — Rand
Maskierung — Verschleierung eines Krankheitsbildes durch ein anderes oder durch Arzneimittel
Mastitis, *w* — Entzündung der Brustdrüse
Matrix, *w* — Keimschicht, Bildungsschicht
Maxilla, *w* — Oberkiefer
Mazeration, *w* — Erweichen, Aufquellen der Haut, Beseitigung organischer Bestandteile
Meatus, *m* — Gang
  – externus — äußerer Gehörgang
  – acusticus internus — innerer Gehörgang
  – nasi inferior, medius, superior — unterer, mittlerer, oberer Nasengang
McBurney-Punkt — Druckschmerzpunkt bei Appendizitis*
Media, *w* — vgl. Tunica media
Mediator — Mittler, Überträger, Regulatorstoff
median — in der Mitte gelegen
medial — zur Mitte hin gelegen
Mediastinum, *s* — Mittelfellraum in der Brusthöhle
Medikation, *w* — Verordnung von Arzneimitteln
Medulla, *w* — Mark
  – oblongata — verlängertes Mark, syn. Myelencephalon*
  – spinalis — Rückenmark
Megakaryozyt, *m* — Vorläuferzelle der Blutplättchen im roten Knochenmark
Mehrfachresistenz — Resistenz eines Krankheitserregers gegen mehrere Antibiotika
Meibom-Drüsen — Talgdrüsen an den Rändern der Augenlider
Meiose, *w* — Zellteilungen zur Bildung der haploiden* Samen- und Eizellen
Meissner-Plexus, *m* — syn. Plexus submucosus
Meissner-Tastkörperchen — in den Lederhautpapillen liegende Sinneszellen, welche die Berührungsempfindung

	vermitteln
Meläna, *w*	Blutstuhl. Teerstuhl
Melanin, *s*	dunkler Farbstoff, der beim Menschen die Haut-, Haar- und Augenfärbung bewirkt
Melanoliberin, *s*	vgl. MSH-RH
Melanom, *s*	Neubildung der Melanin produzierenden Zellen der Haut, malignes Melanom = einer der bösartigsten Tumoren
Melanostatin, *s*	MSH-ICH, hemmt die Ausschüttung von MSH* im HVL*
Melanotropin-Releasinghormon	MSH-RH, Melanoliberin, stimuliert die Freisetzung von MSH* im HVL*
Melanozyten-stimulierendes Hormon	Hormon des HVL*, MSH, Melanotropin, beeinflusst Pigmentbildung der Haut
Melanozyten	Hautzellen, die Melanin bilden
Melatonin, *s*	Hormon* der Zirbeldrüse*, steuert Schlaf-Wach-Rhythmus
Membran, *w*	Häutchen, Grenzfläche
Membrana	
– basilaris	Wand zwischen Schneckengang und Paukentreppe, Sitz des Corti-Organs im Innenohr
– fibrosa	Außenschicht der Gelenkkapsel
– synovialis	Gelenkinnenhaut, Innenschicht der Gelenkkapsel
– tectoria	Gallertmembran auf den Hörzellen des Corti-Organs
– tympanica	Trommelfell
– vestibularis	Wand zwischen Vorhoftreppe und Schneckengang des Innenohres
Membran, semipermeable	„halbdurchlässige“ Membran, lässt nur das Lösungsmittel, aber nicht die gelösten Stoffe hindurch
Membrum inferius, *s*	untere Gliedmaße
Membrum superius, *s*	obere Gliedmaße
Menarche, *w*	1. Regelblutung in der Pubertät
Meninx, *w*	Hirnhaut
Meninges, *Pl*	Hirnhäute, Rückenmarkhäute

Meningitis	Hirnhautentzündung, Entzündung der Hirn- und Rückenmarkhäute
Meniscus, *m*	halbmondförmiger Knorpel im Kniegelenk
– lateralis	Außenmeniskus,
– medialis	Innennmeniskus
Menopause	letzte Regelblutung
Menstruation, *w*	Regel-, Monatsblutung
Merkel-Zellen	langsam adaptierende Sinneszellen der Oberhaut, die der Druckempfindung dienen
Mesangiumzellen	phagozytierende Zellen in den Nierenkörperchen
Mesencephalon, *s*	Mittelhirn
Mesenchym, *s*	Bindegewebe des Embryos
Mesenterium, s	Gekröse* des Dünndarms
Mesoderm, *s*	mittleres Keimblatt des Keimlings
Mesogastrikum, *s*	Gekröse* des Magens
Mesokolon, *s*	Dickdarmgekröse*
Mesothel, *s*	Form des einschichtigen Plattenepithels
metabolisch	stoffwechselbedingt
Metabolismus, *m*	Stoffwechsel der Organismen
Metabolit, *m*	am Stoffwechsel beteiligte Substanz
Metacarpus, *m*	Mittelhand
Metakarpophalangeal-gelenke	Fingergrundgelenke
Metamorphose, *w*	Verwandlung, Umwandlung
Metaphyse, w	Knochenabschnitt zwischen Epiphyse* und Diaphyse*, enthält während des Längenwachstums des Knochens die Epiphysenfuge*
Metastase, *w*	Tochtergeschwulst eines bösartigen Tumors
Metastasierung	Verschleppung von Krebszellen auf dem Blut- oder Lymphweg in andere Bereiche des Organismus
Meteorismus, *m*	übermäßige Gasansammlung im Darm, Blähsucht
Migräne, *w*	anfallsweise auftretender, meist einseitiger Kopfschmerz
Mikrochirurgie	Operationen unter Verwendung optischer

	Geräte
Mikrofilament, *s*	neben Mikrotubuli und intermediären Filamenten Bestandteil des Zytoskeletts*
Mikrogliazellen	phagozytierende Zellen im ZNS
Mikroorganismen	mit bloßem Auge nicht sichtbare Lebewesen
Mikroparasiten	mit bloßem Auge nicht erkennbare Mikroben, häufig Krankheitserreger
Mikrophagen	zur Phagozytose* befähigte neutrophile und eosinophile Granulozyten*
Mikrotubulus, *m*	neben Mikrofilamenten* und intermediären Filamenten* Bestandteil des Zytoskeletts*
Mikrovilli, *Pl*	Bürstensaum, fadenförmige Zellfortsätze zur Oberflächenvergrößerung im Dünndarm
Miktion, *w*	Blasenentleerung
Milieu, inneres	Umgebung der Zellen = extrazelluläre Flüssigkeit
Mimik, *w*	Gesichtsausdruck
Mineralokortikoide	Nebennierenrindenhormone
Mitochondrium, *s*	Zellorganell, Stätte der Energiefreisetzung, „Kraftwerk" der Zelle
Mitose, *w*	Zellteilung zur Vermehrung von Zellen
Mitralis, *w*	syn. Valva bicuspidalis
Modifikation, w	durch Umweltfaktoren hervorgerufene Veränderung des Phänotyps*, aber keine Veränderung des Genotyps*
Moll-Drüsen	Schweißdrüsen, die am Augenlidrand in die Haarbälge der Wimpern münden
Monitoring, *s*	apparative und Bildschirmüberwachung von Funktionen eines Patienten
Monosaccharid, *s*	Einfachzucker, z. B. Traubenzucker
Monozyt, *m*	weiße Blutzelle, entwickelt sich nach Verlassen des zirkulierenden Blutes zum Makrophagen*
Mons pubis, *m*	Schamberg
morbid	krank, kränklich
Morbidität, *w*	Zahl der an einer bestimmten Krankheit in einem bestimmten Zeitraum Erkrankten

	bezogen auf die Bevölkerungszahl
Morbus, *m*	Krankheit, häufig mit dem Namen des Erstbeschreibers verbunden
moribund	sterbend
Morphologie, *w*	Gestaltlehre
Mortalität, *w*	Zahl der Todesfälle an einer bestimmten Krankheit in einem bestimmten Zeitraum bezogen auf die Bevölkerung oder auf Bevölkerungsteile
Morula, *w*	Maulbeerkeim, Keimling nach dem 16-Zellen-Stadium bis zur Blastozyste*
Motilität, *w*	Bewegungsfähigkeit, Beweglichkeit
Motoneuron = **motorisches Neuron**, *s*	efferente Nervenzelle, steuert und kontrolliert die Muskeltätigkeit
– **somatisches**	versorgt die Skelettmuskulatur
– **viszerales**	versorgt die Eingeweidemuskeln
Motorik, *w*	Fähigkeit des Menschen und der Tiere, sich zu bewegen
Mukosa, *w*	syn. Tunica mucosa
Multimorbidität, *w*	gleichzeitiges Bestehen von mehreren Krankheiten
Multipara, *w*	Frau, die mehrere Kinder geboren hat
multipel	vielfaches Auftreten
Musculi, *Pl*	Muskeln
– **intercostales externi, interni**	äußerere, innere Zwischenrippenmuskeln
Musculus, *m*	Muskel
– **abductor digiti minimi**	Kleinfingerspreizer
– **abductor pollicis longus**	langer Daumenabzieher
– **adduktor longus**	langer Anzieher (Hüftmuskel)
– **anconeus**	Knorrenmuskel des Armes
– **arrector pili**	Haaraufrichtermuskel
– **arytenoideus obliquus**	schräger Stellknorpelmuskel (Kehlkopfmuskel)
– **arytenoideus transversus**	querer Stellknorpelmuskel (Kehlkopfmuskel)

– biceps brachii	zweiköpfiger Oberarmmuskel, Bizeps
– biceps femoris	zweiköpfiger Oberschenkelmuskel
– bulbospongiosus	Schwellkörpermuskel
– brachioradialis	Oberarm-Speichen-Muskel
– buccinator	Wangenmuskel
– cricoarytenoideus lateralis, kurz: Lateralis	seitlicher Ringknorpel-Stellknorpel-Muskel (Kehlkopfmuskel)
– cricoarytenoideus posterior, kurz: Postikus	hinterer Ringknorpel-Stellknorpel-Muskel (Kehlkopfmuskel)
– cricothyroideus, kurz: Externus	Ringknorpel-Schildknorpel-Muskel (Kehlkopfmuskel)
– deltoideus	Deltamuskel Schultergürtel-Oberarmmuskel
– depressor anguli oris	Mundwinkelherabzieher
– depressor labii inferioris	Unterlippenherabzieher
– detrusor vesicae	Harnblasenwandmuskel
– digastricus	zweibäuchiger Muskel (Zungenbeinmuskel)
– epicranius	Sehnenhauben-, Schädeldachmuskel
– extensor carpi radialis brevis	kurzer radialer Handstrecker
– extensor carpi radialis longus	langer radialer Handstrecker
– extensor digiti minimi	Kleinfingerstrecker
– extensor digitorum	Fingerstrecker
– erector spinae	Wirbelsäulenaufrichter
– flexor carpi radialis	radialer Handbeuger
– flexor carpi ulnaris	ulnarer Handbeuger
– gastrocnemius	Wadenmuskel
– glutaeus maximus	großer Gesäßmuskel
– glutaeus medius	mittlerer Gesäßmuskel
– glutaeus minimus	kleiner Gesäßmuskel
– gracilis	schlanker Muskel (Hüftmuskel, Adduktor*)
– hyoglossus	Zungenbein-Zungen-Muskel
– infraspinatus	Untergrätenmuskel (Schultergürtel-Oberarmmuskel

– iliacus	Darmbeinmuskel
– iliopsoas	Darmbein-Lenden-Muskel
– ischiocavernosus	Sitzbein-Schwellkörper-Muskel
– latissimus dorsi	breiter Rückenmuskel
– levator ani	Afterheber
– levator labii superioris	Oberlippen- und Nasenflügelheber
– levator scapulae	Schulterblattheber
– masseter	Kaumuskel
– mentalis	Kinnmuskel
– mylohyoideus	Kiefer-Zungenbein-Muskel
– obliquus externus abdominis	äußerer schräger Bauchmuskel
– obliquus inferior	unterer schräger Augenmuskel
– obliquus internus abdominis	innerer schräger Bauchmuskel
– obliquuus superior	oberer schräger Augenmuskel
– orbicularis oculi	Augenringmuskel, Lidschließmuskel
– orbicularis oris	Mundringmuskel, Mundschließmuskel
– palmaris longus	langer Hohlhandsehnenspanner
– pectineus	Kammmuskel (Hüftmuskel, Adduktor*)
– pectoralis major	großer Brustmuskel
– pectoralis minor	kleiner Brustmuskel
– pronator quadratus	viereckiger Einwärtsdreher (Unterarmmuskel)
– pronator teres	runder Einwärtsdreher (Unterarmmuskel)
– pterygoideus lateralis, medialis	äußerer, mittlerer Flügelmuskel (Kaumuskel)
– quadriceps femoris	vierköpfiger Oberschenkelmuskel
– quadratus lumborum	viereckiger Lendenmuskel
– rectus abdominis	gerader Bauchmuskel
– rectus femoris	gerader Oberschenkelmuskel
– rectus inferior	unterer gerader Augenmuskel
– rectus lateralis	äußerer gerader Augenmuskel
– rectus medialis	mittlerer gerader Augenmuskel
– rectus superior	oberer gerader Augenmuskel
– risorius	Lachmuskel
– sartorius	Schneidermuskel (Muskel des Kniegelenks)

– scalenus anterior, medius, posterior	vorderer, mittlerer, hinterer Treppenmuskel (Halsmuskel)
– psoas major	großer Lendenmuskel
– psoas minor	kleiner Lendenmuskel
– semimembranosus	halbmembranöser Muskel (Hüftmuskel)
– semitendinosus	halbsehniger Muskel (Hüftmuskel)
– serratus anterior	vorderer Sägemuskel (Rumpf-Schultergürtelmuskel)
– serratus posterior	hinterer Sägemuskel (Rückenmuskel)
– sphincter ani externus	äußerer Afterschließmuskel
– sphincter ani internus	innerer Afterschließmuskel
– sphincter urethrae	Harnröhrenschließmuskel
– sphincter vesicae	Harnblasenschließmuskel
– sternocleido-mastoideus	Kopfwendemuskel
– sternohyoideus	Brustbein-Zungenbein-Muskel
– sternothyroideus	Brustbein-Schildknorpel-Muskel
– supinator	Auswärtsdreher (Unterarmmuskel)
– temporalis	Schläfenmuskel
– teres major	großer runder Muskel (Schulter-Oberarmmuskel)
– teres minor	kleiner runder Muskel (Schulter-Oberarmmuskel)
– thyrohyoideus	Schildknorpel-Zungenbein-Muskel
– tibialis anterior	vorderer Schienbeinmuskel
– transversus abdominis	querer Bauchmuskel
– transversus perinei profundus	tiefer querer Dammmuskel
– transversus perinei superficialis	oberflächlicher querer Dammmuskel
– trapezius	Trapezmuskel (Rumpf-Schultergürtelmuskel)
– triceps brachii	dreiköpfiger Oberarmmuskel, Trizeps
– vastus lateralis	äußerer Oberschenkelmuskel
– vastus medialis	innerer Oberschenkelmuskel
– vocalis, kurz: Vokalis	Stimmmuskel
– zygomaticus major	großer Jochbeinmuskel
– zygomaticus minor	kleiner Jochbeinmuskel

Muskularis, *w*	vgl. Tunica muscularis
Mutation, *w*	spontane Veränderung der Erbinformation der Zelle
Muzine	Schleimstoffe
Myalgie, *w*	Muskelschmerz
Myasthenie, *w*	Muskelschwäche
Myatonie, *w*	Verminderung des Muskeltonus
Mykosen	Pilzinfektionen
Myelencephalon, *s*	verlängertes Mark
Myelinscheide	vgl. Markscheide
Myeloblast, *m*	Vorläuferzelle der Granulozyten* und Monozyten*
Myofibrillen	Muskelfibrillen, verkürzbare Faserelemente in den Muskelzellen
Myokard, *s*	Herzmuskel
Myokardinfarkt, *m*	vgl. Infarkt
Myom, *s*	gutartige Muskelgeschwulst
Myometrium, *s*	Gebärmuttermuskulatur
Myopie, *w*	Kurzsichtigkeit
Myosinfilamente	Bestandteil der Myofibrillen* in den Muskelzellen
Myxödem, *s*	Symptom bei einer Schilddrüsenunterfunktion

N

Narkose, *w*	Allgemeinbetäubung
Narkotika	betäubende Medikamente
nasal	nasenwärts gelegen
Nasus, *m*	Nase
nativ	natürlich, in natürlichem Zustand
Natrium-Kalium-Pumpe	Transportprotein der Zellmembran, das Na^+ aus der Zelle und K^+ in die Zelle transportiert
naturalis	natürlich, physiologisch
Nausea, *w*	Brechreiz, Seekrankheit
Nävus, *m*	meist angeborene Haut- oder Schleimhautfehlbildung, Muttermal
Nekrose, *w*	örtlicher Gewebstod
Nematoden	Fadenwürmer, z. T. Schmarotzer
neonatal	auf das Neugeborene bezogen (bis 10. Lebenstag)
Neoplasie, *w*	autonome Neubildung bei Verlust der Regulierungsmechanismen des Wachstums
Neoplasma, *s*	meist bösartige Neubildung
nephrogen	durch die Niere entstanden oder von ihr ausgehend
Nephron, *s*	Niere
nerval	zum Nerven gehörend, durch Nerven erfolgend
Nervensystem	
– animales	zuständig für Aufnahme und Verarbeitung der Umweltreize und Steuerung der Willkürmotorik
– peripheres	Gesamtheit der Nervenfasern und Ganglien* außerhalb des Zentralnervensystems*, PNS
– somatisches	syn. animales Nervensystem
– vegetatives	steuert Funktionen der inneren Organe und regelt die Homöostase* des inneren Milieus*, VNS

– **zentrales**	Gehirn und Rückenmark, ZNS
– **zerebrospinales**	syn. animales Nervensystem*
Nervi, *Pl*	Nerven
– **cervicales**	Halsnerven
– **coccygei**	Steißbeinnerven
– **intercostales**	Zwischenrippennerven
– **lumbales**	Lendennerven
– **phrenici**	Zwerchfellnerven
– **sacrales**	Kreuzbeinnerven
– **spinales**	Rückenmarknerven
– **thoracici**	Brustnerven
nervös	überreizt, übererregt
Nervus, *m*	Nerv
– **abducens**	Augenabziehnerv, VI. Hirnnerv
– **accessorius**	Beinerv, XI. Hirnnerv
– **axillaris**	Achselnerv
– **cochlearis**	Hörnerv
– **facialis**	Gesichtsnerv, VII. Hirnnerv
– **femoralis**	Oberschenkelnerv
– **glossopharyngeus**	Zungen-Rachennerv, IX. Hirnnerv
– **hypoglossus**	Unterzungennerv, XII. Hirnnerv
– **ischiadicus**	Ischiasnerv
– **laryngeus recurrens**	rückläufiger Kehlkopfnerv
– **mandibularis**	Unterkiefernerv, 3. Hauptast des N. trigeminus*
– **maxillaris**	Oberkiefernerv, 2. Hauptast des N. trigeminus*
– **medianus**	Mittelarmnerv
– **musculocutaneus**	Hautmuskelnerv
– **oculomotorius**	Augenbewegungsnerv
– **ophthalmicus**	Augennerv, 1. Hauptast des N. trigeminus*
– **opticus**	Sehnerv, II. Hirnnerv
– **obturatorius**	Hüftnerv
– **olfactorius**	Riechnerv, I. Hirnnerv
– **peroneus communis**	gemeinsamer Wadenbeinnerv
– **peroneus profundus**	tiefer Wadenbeinnerv
– **peroneus superficialis**	oberflächlicher Wadenbeinnerv
– **phrenicus**	Zwerchfellnerv

– radialis	Speichennerv
– spinalis	Rückenmarknerv
– tibialis	Schienbeinnerv
– trigeminus	Drillingsnerv, V. Hirnnerv
– trochlearis	Augenrollnerv, IV. Hirnnerv
– ulnaris	Ellennerv
– vagus	Herz-Lungen-Magen-Nerv, X. Hirnnerv
– vestibularis	Gleichgewichtsnerv
– vestibulocochlearis	Hör- und Gleichgewichtsnerv, VIII. Hirnnerv
Neuralgie, *w*	Anfälle von Schmerzen im Ausbreitungsgebiet eines sensiblen Nerven, z. B. Trigeminusneuralgie
Neurit, *m*	vgl. Axon
Neuritis, *w*	Nervenentzündung
Neurodermitis, *w*	chronische entzündliche Hauterkrankung, Ekzem
Neurofilamente	intermediäre Filamente* in den Nervenzellen, unterstützen den axonalen Stofftransport und stabilisieren die Nervenzellen
Neuroglia = Glia, *w*	Hüll- und Stützgewebe des Nervensystems
Neurohormone	in Nervenzellen produzierte Hormone*, die direkt in die Blutbahn abgegeben werden
Neurohypophyse, *w*	vgl. HHL
Neurokranium, *s*	Gehirnschädel
Neurolemm, *s*	Zellmembran der Nervenzelle
Neuron, *s*	Nervenzelle
Neuropathie, *w*	Sammelbegriff für viele Erkrankungen des peripheren Nervensystems*
Neurosekretion, *w*	Bildung und Abgabe von Hormonen durch Nervenzellen
Neurotransmitter, *m*	chemische Überträgersubstanz (Botenstoff), die von den Nervenzellen in den synaptischen Spalt* ausgeschüttet wird
Nidation, *w*	Einnistung
Nissl-Schollen	Zellorganellen der Nervenzellen, die dem granulären endoplasmatischen Retikulum* entsprechen

nocturnus	nächtlich
nodulär	knotenförmig
Nodus lymphaticus, *m*	Lymphknoten
Noradrenalin, *s*	Nebennierenmarkhormon, vgl. Adrenalin
Normovolämie, *w*	normales Blutvolumen
nosokomial	in einer medizinischen oder Pflegeeinrichtung erworben
Noro-Virus, *s*	weit verbreiteter Erreger von Durchfallkrankheiten
Nosologie, *w*	Lehre von den Krankheiten
Noxe, *w*	schädigender, krankheitsverursachender Stoff
Nozizeptoren	Schmerzsinneszellen
Nucleolus, *m*	Kernkörperchen
Nucleus, *m*	Zellkern, Nervenkern (Ansammlung von Nervenzellkörpern)
– anterior thalami	vorderer Thalamuskern
– caudatus	Schweifkern, Basalganglion*
– intermediolateralis	Kerngebiet des Sympathikus* in den Seitensäulen des Rückenmarks
– lateralis thalami	seitlicher Thalamuskern
– lentiformis	Linsenkern, Basalganglion*
– medialis thalami	mittlerer Thalamuskern
– ruber	roter Kern des Mittelhirns, wichtige Schaltstelle im motorischen System
– vestibularis lateralis	Endkern des Gleichgewichtsnerven, wichtigstes Koordinationszentrum für die Gleichgewichtsregulationen
nudus	nackt
Nullipara, *w*	Frau, die kein Kind geboren hat
nutritiv	die Ernährung oder die Nahrung betreffend
Nykturie, *w*	häufiger nächtlicher Harndrang
Nystagmus, *m*	unwillkürliche Augenbewegungen

O

Obduktion, *w*	Leichenöffnung
Obesität, *w*	Fettleibigkeit
obligatorisch	unerlässlich
Obliteration, *w*	Verschluss eines Hohlorgans, Verödung
obsolet	ungebräuchlich, veraltet
Obstipation, *w*	Stuhlverstopfung
Obstruktion, *w*	Verschluss von Körperkanälen
obstruktiv	einengend
Obturation, *w*	Einengung, Verschluss von Hohlräumen
Ödem, *s*	krankhafte Ansammlung von seröser* Flüssigkeit im Gewebe
Odor, *m*	Geruch
okkult	verborgen
okzipital	zum Hinterhauptbein hin gelegen
Olekranon, *s*	Ellenbogen
Oligodendrozyten	Gliazellen*, bilden die Markscheiden im ZNS
Oligopeptid, *s*	chemische Verbindungen von bis zu 10 Aminosäuren*, vgl. Peptid
Oligurie, *w*	verminderte Harnausscheidung, <500 ml/24 Std.
Omentum majus, *s*	großes Netz
Omentum minus	kleines Netz
onkogen	einen malignen Tumor* hervorrufend
Onkogenese, *w*	Entstehung von bösartigen Tumoren*
onkotischer Druck	syn. kolloidosmotischer Druck*
Ontogenese, *w*	Individualentwicklung
Oogenese, *w*	Reifung weiblicher Eizellen zum reifen Ei im Ovarium*
operabel	operierbar, Eignung eines krankhaften Prozesses für einen chirurgischen Eingriff
Opiate	Betäubungsmittel nach dem Betäubungsmittelgesetz

Opposition, *w*	Gegenüberstellung
Opsonierung, *w*	Kennzeichnung der Oberfläche körperfremder Zellen (z. B. Bakterien) durch das Komplementsystem* und/oder Antikörper*
oral	mundwärts, zur Mundhöhle gehörend
Orbita, *w*	knöcherne Augenhöhle
Orches, *Pl*	syn. Hoden*, Testes*
Organogenese, *w*	Organbildung aus den Keimblättern während der Embryonalentwicklung
Orthostase, *w*	aufrechte Körperhaltung
Os, *s*	Knochen
– capitatum	Kopfbein (Handwurzelknochen)
– carpale	Handwurzelknochen
– coccygis	Steißbein (Hüftbeinknochen)
– coxae	Hüftbein
– cuboideum	Würfelbein (Fußwurzelknochen)
– cuneiforme intermedium	mittleres Keilbein (Fußwurzelknochen)
– cuneiforme laterale	äußeres Keilbein (Fußwurzelknochen)
– cuneiforme mediale	inneres Keilbein (Fußwurzelknochen)
– ethmoidale	Siebbein (Gesichtsschädelknochen)
– frontale	Stirnbein (Hirnschädelknochen)
– hamatum	Hakenbein (Handwurzelknochen)
– hyoideum	Zungenbein
– ilium	Darmbein (Hüftbeinknochen)
– ischii	Sitzbein (Hüftbeinknochen)
– lacrimale	Tränenbein (Gesichtsschädelknochen)
– lunatum	Mondbein (Handwurzelknochen)
– nasale	Nasenbein (Gesichtsschädelknochen)
– naviculare	Kahnbein (Fußwurzelknochen)
– occipitale	Hinterhauptbein (Hirnschädelknochen)
– palatinum	Gaumenbein (Gesichtsschädelknochen)
– parietale	Scheitelbein (Hirnschädelknochen)
– pisiforme	Erbsenbein (Handwurzelknochen)
– pubis	Schambein (Hüftbeinknochen)
– sacrum	Kreuzbein (kaudaler Teil der Wirbelsäule, Teil des Beckens)

– **scaphoideum**	Kahnbein (Handwurzelknochen)
– **sphenoidale**	Keilbein (Schädelbasisknochen)
– **temporale**	Schläfenbein (Hirnschädelknochen)
– **trapezium**	Trapezbein, großes Vieleckbein (Handwurzelknochen)
– **trapezoideum**	kleines Vieleckbein (Handwurzelknochen)
– **triquetrum**	Dreieckbein (Handwurzelknochen)
– **zygomaticum**	Jochbein (Gesichtsschädelknochen)
Ösophagus, *m*	Speiseröhre
Ossa, *Pl*	die Knochen
– **carpi**	Handwurzelknochen
– **digiti**	Finger- und Zehenknochen
– **metacarpalia I bis V**	Mittelhandknochen
– **metatarsalia I bis V**	Mittelfußknochen
– **sesamoidea**	Sesambeine, kleine Schaltknochen in Gelenkkapseln, Bändern, Sehnen
– **tarsi**	Fußwurzelknochen
Osmolarität, *w*	Anzahl der osmotisch aktiven Teilchen pro 1 kg Wasser
Osmorezeptoren	Sinneszellen des Hypothalamus* und der Nieren, die die Osmolarität* der Körperflüssigkeiten (außer Zellflüssigkeit) messen
Osmose, *w*	gerichtete Teilchenbewegung durch eine halbdurchlässige (semipermeable) Membran*
Ossifikation, *w*	Knochenbildung
Osteoblast, *m*	Knochenbildungszelle
Osteogenesis, *w*	angeborene Knochenbrüchigkeit
Osteoklast, *m*	Knochenfresszelle
Osteomalazie, *w*	Knochenerweichung
Osteon, *s*	funktionelle Grundeinheit der Knochenrinde
Osteoid, *s*	weiche Knochengrundsubstanz, in die Kalksalze eingelagert werden
Osteozyt, *m*	Knochenzelle
Osteoporose, *w*	Knochenbrüchigkeit
Ostium, *s*	Eingang, Einmündung, Öffnung
– **pyloricum**	Öffnung des Magenpförtners in den Zwölffingerdarm

– ureteris	Harnleiteröffnung in der Harnblasenwand
– urethrae externum	äußere Harnröhrenöffnung
– urethrae internum	innere Harnröhrenöffnung
– uteri externum	äußerer Muttermund
Östrogene	in den Eierstöcken gebildete weibliche Geschlechtshormone
Ovarium, *s*	Eierstock
Ovulation, *w*	Eisprung, Follikelsprung*
Oxidation, *w*	chemische Reaktion mit Elektronenabgabe, meist mit Sauerstoff
Oxidoreduktasen	Enzymhauptklasse, katalysieren Redoxreaktionen*
Oxytozin, *s*	Hormon des Zwischenhirns, löst u. a. Geburtswehen aus

P

Pacemaker, *m*	Herzschrittmacher
Palatum durum, *s*	harter Gaumen
Palatum molle, *s*	weicher Gaumen
palliativ	Beschwerden lindernd ohne Ursachenbekämpfung (z. B. am Lebensende)
Pallidum, *s*	Basalganglion*
Palma, *w*	Hohlhand
palmar	handflächenseitig
Palmarflexion, *w*	Beugung der Hand und/oder der Finger zur Handfläche hin
palpabel	tastbar
Palpation, *w*	Betasten der Körperoberfläche oder zugänglicher Körperhöhlen zur medizinischen Beurteilung
Pandemie, *w*	Seuche in mehreren Ländern oder Landstrichen
Panikattacke, *w*	stärkstes Gefühl der Bedrohung, Vernichtungsgefühl
Pankreas, *s*	Bauchspeicheldrüse
Pankreatitis, *w*	Entzündung der Bauchspeicheldrüse
Panniculus adiposus, *m*	Unterhautfettgewebe, Fettmantel
Papel, Papille, *w*	bis linsengroßes Hautknötchen
Papilla, *w*	warzenartige Erhebung
– **duodeni major** (Vateri)	große Zwölffingerdarmpapille, Einmündungsstelle des Hauptgallenganges in den Zwölffingerdarm
– **mammaria**	Brustwarze
– **Vateri**	vgl. Papilla duodeni major
Papillae, *Pl*	Papillen
– **filiformes**	fadenförmige Papillen auf dem Zungenrücken
– **foliatae**	blattförmige Papillen am Zungenrand
– **fungiformes**	pilzförmige Papillen am Zungenrand und an der Zungenspitze
– **renales**	Nierenpapillen

– vallatae	wallförmige Papillen am Anfang der Zungenwurzel
Papillarmuskeln	kegelförmig vorspringende Muskeln an der Innenwand der Herzkammern, die durch Sehnenfäden mit den Segelklappen verbunden sind
Paraganglion, *s*	knötchenförmige Ansammlung von Nervenzellkörpern an oder in Nerven
paradox	widersinnig
Paralyse, *w*	Lähmung der Gliedmaßen einer Seite oder eines Körperteils
paramedian	neben der Mitte gelegen
Parameter, *m*	Kennziffer, Messgröße
Paraplegie, *w*	doppelseitige Lähmung der oberen oder unteren Gliedmaßen
Parasit, *m*	Schmarotzer; Organismus, der auf Kosten anderer Lebewesen lebt
Parasympathikus, *m*	Teil des vegetativen Nervensystems
Parasympatholytikum/a	Substanzen, die die Wirkung des Parasympathikus hemmt/en
Parasympatho-mimetikum/a	Substanzen, die die Wirkung des Parasympathikus nachahmt/en
Parenchym, *s*	Grundgewebe der inneren Organe, an das die spezielle Organleistung gebunden ist
parenteral	Arzneimittelapplikation oder Nahrungsgabe unter Umgehung des Verdauungstraktes
Parese, *w*	unvollständige Lähmung
parietal	wandständig, zur Organwand gehörend
Parodontose, *w*	nicht infektiös verursachter Zahnfleischschwund
paroxysmal	anfallsweise
Pars, *w*	Teil
– abdominalis oesophagi	Bauchabschnitt der Speiseröhre
– abdomonalis aortae	Bauchaorta
– ascendens	aufsteigender Abschnitt des Zwölffingerdarms
– ascendens aortae	aufsteigende Aorta
– cervicalis medullae	Halsteil des Rückenmarks

spinalis	
– cervicalis oesophagi	Halsabschnitt der Speiseröhre
– coccygea medullae spinalis	Steißbeinteil des Rückenmarks
– descendens	absteigender Abschnitt des Zwölffingerdarms
– descendens aortae	absteigende Aorta
– encephalica	Hirnteil des Parasympathikus
– horizontalis inferior	horizontaler unterer Abschnitt des Zwölffingerdarms
– laryngea pharyngis	Unterrachenraum
– lumbalis medullae spinalis	Lendenteil des Rückenmarks
– membranacea urethrae	Beckenbodenabschnitt der männlichen Harnröhre
– nasalis pharyngis	Nasenrachenraum
– oralis pharyngis	Mundrachenraum
– petrosa	Felsenbein des Schläfenbeins
– prostatica urethrae	Vorsteherdrüsenabschnitt der männlichen Harnröhre
– pylorica	Pförtnerabschnitt des Magens
– sacralis	Kreuzteil des Parasympathikus
– sacralis medullae spinalis	Kreuzbeinteil des Rückenmarks
– spongiosa urethrae	Schwellkörperabschnitt der männlichen Harnröhre
– superior duodeni	oberer Abschnitt des Zwölffingerdarms
– thoracica aortae	Brustaorta
– thoracica medullae spinalis	Brustteil des Rückenmarks
– thoracica oesophagi	Brustabschnitt der Speiseröhre
partial, partiell	teilweise
Partialdruck	Teildruck eines Gases am Gesamtdruck eines Gasgemisches
passager	vorübergehend
Pasteurisation	Haltbarkeitsverbesserung von Lebensmitteln durch Erhitzen zwischen 60°C und 85°C
Patella, *w*	Kniescheibe

Pathogenese, *w*	alle an der Entstehung einer Krankheit beteiligten Faktoren
pathognomonisch	ein Krankheitsbild kennzeichnend
pathologisch	krankhaft
Pavor, *m*	Angst
Pectus, *m*	Brust
Pelvis, *s*	Becken
– renalis	Nierenbecken
Pendiculi cerebri, *Pl*	Großhirnstiele
Penetration, *w*	Eindringen
Penis, *m*	männliches Glied
Penizillin, *s*	Stoffwechselprodukt von Schimmelpilzen, Mittel zur Behandlung von bakteriell verursachten Infektionskrankheiten
Pepsin, *s*	eiweißspaltendes Verdauungsenzym des Magensaftes
Pepsinogen, *s*	inaktive Vorstufe des Pepsins*
Peptid, *s*	„kleines Eiweiß"Verknüpfungen von 2 bis ca. 100 Aminosäuren*
Peptidase, *w*	Verdauungsenzym, das Peptide* zu Aminosäuren* abbaut
Perforation, *w*	Durchstoßung, Durchbruch, Durchbohrung
Perfusio, *w*	Durchströmung
Periarthritis, *w*	Entzündung der Weichteile um ein Gelenk
Perichondrium, *s*	Knorpelhaut
Perikranium, *s*	äußere Knochenhaut des Schädels
Periduralanästhesie	syn. Epiduralanästhesie
Perikard, *s*	Herzbeutel
Perikaryon, *s*	Nervenzellkörper
Perilymphe, *w*	Flüssigkeit zwischen knöchernem und häutigem Labyrinth* des Innenohrs
Perimetrium, *s*	Bauchfellüberzug der Gebärmutter
perinatal, peripartal	um die Geburt, zwischen 28. Schwangerschaftswoche und 7. Lebenstag des Kindes
Perineum, *s*	Damm, Gewebebrücke zwischen After und Skrotum* bzw. Vagina*
Perineurium, *s*	straffe Bindegewebshülle um die Nerven-

	faserbündel
Periodontium, *s*	Zahnwurzelhaut
Periost, *s*	Knochenhaut
peripher	außen liegend, am Rand
Peristaltik, *w*	Transportmechanismus, wellenförmig fortschreitende Kontraktionen der Muskelschicht in den Wänden der Hohlorgane zum Weitertransport des Inhaltes, z. B. Nahrungsbrei, Harn
Peritoneum, *s*	Bauchfell
– parietale	wandständiges Bauchfell
– viscerale	eingeweideständiges Bauchfell
Peritonitis, *w*	Bauchfellentzündung
Perkussio, *w*	Beklopfen der Körperoberfläche oder von Körperhöhlen und diagnostische Deutung des Schalls
perkutan	durch die Haut hindurch
permanent	bleibend
permeabel	durchlässig, durchgängig
perniziös	gefährlich, bösartig
peroral, per os	durch, über den Mund
Peroxisom, *s*	Zellorganell* mit einfacher Membran, für Entgiftungsfunktionen zuständig
per rectum	durch den Mastdarm
persistent	beharrlich, dauernd, anhaltend
persistieren	fortdauern, bestehen bleiben
Perspiratio insensibilis, *w*	die nicht steuerbare extraglanduläre temperaturunabhängige Wasserabgabe über Haut und Atmung
Pertussis, *w*	Keuchhusten
pervers	umgekehrt, krankhaft, abwegig
Perzeption, *w*	bewusstes oder unbewusstes Wahrnehmen durch die Sinneszellen
Pes, *m*	Fuß
– cavus	Hohlfuß
– equinus	Spitzfuß
– planus	Plattfuß

– **transversus**	Spreizfuß
– **valgus**	Knickfuß
– **varus**	Klumpfuß
Petechien, Pl	punktförmige Hautblutungen aus den Kapillaren
Peyer-Plaques, *Pl*	Ansammlungen von Lymphfollikeln in der Dünndarmschleimhaut
Phagozyt, *m*	„Fresszelle“, die feste organische und anorganische Stoffe aufnimmt und verdaut
Phagozytose, *w*	Aufnahme von festen größeren Partikeln in das Innere eines Phagozyten*, Form der Endozytose*
Phalanx, *w*	Finger-/Zehenglied
– **distalis**	Finger-/Zehenendglied
– **media**	Finger-/Zehenmittelglied
– **proximalis**	Finger-/Zehengrundglied
Phänotyp, *m*	Erscheinungsbild eines Individuums als die Summe aller Merkmale, wie sie seinen Erbanlagen entsprechend in Wechselwirkung mit der Umwelt ausgeprägt wurden
Phantomschmerz	Schmerzempfindungen an der Stelle des Körpers, an der ein Körperteil entfernt wurde
Pharmakon, *s*	Heilmittel, Arzneimittel
Pharynx, *m*	Rachen
Phase	Abschnitt einer Entwicklung
Pheromon, *s*	Boten-, Duftstoff, welcher der innerartlichen Kommunikation dient
Phimose, *w*	zu enge Vorhaut des Penis
Phlegmone, *w*	eitrige Gewebsentzündung mit flächenhafter Ausdehnung
phlogistisch	eine Entzündung betreffend
Phobie, *w*	krankhafte Furcht
Phonokardiografie, -gramm	Registrierung und Aufzeichnung der Schallerscheinungen des Herzens
pH-Wert	Maß für die Wasserstoffionenkonzentration
Phospholipide	mit Phosphorsäure veresterte Lipide*
Phylogenese, *w*	Stammesentwicklung

Physiognomie, *w*	Form und Ausdruck des Gesichts
Physiologie, *w*	Lehre von den normalen Lebensprozessen und -funktionen
physisch	körperlich, den Körper betreffend
Pia mater encephali, *w*	weiche Hirnhaut
Pia mater spinalis, *w*	weiche Rückenmarkhaut
Pigment	natürlicher Körperfarbstoff
Pilus, *m*	Haar
Pinozytose, *w*	Endozytose* von flüssigen Stoffen
Planta, *w*	Fußsohle
plantar	fußsohlenwärts
Plantarextension, *w*	Bewegung des Fußes im Sprunggelenk zur Fußsohle hin
Plantarflexion, *w*	syn. Plantarextension
Plaque, *w*	Belag, z. B. auf den Arterienwänden, auf den Zähnen; zusammenfließende Papeln*
Plasmaexpander, *m*	kolloidale* Lösungen zum Ausgleich größerer Blutverluste
Plasmaproteine	Sammelbegriff für die am häufigsten im Blutplasma vorkommenden Eiweiße
Plasmin, *s*	Enzym*, das viele Plasmaproteine* spaltet
Plasminogen, *s*	Vorstufe des Plasmins*
Plastik, *w*	operative Wiederherstellung oder Formung von Organen oder Organteilen, besonders bei Missbildungen, nach Verletzungen oder Operationen
Plastination, *w*	dauerhafte Konservierung von anatomischen Präparaten
Plastizität, *w*	Verformbarkeit
Platysma, *s*	Hautmuskel des Halses
Plazebo, *s*	vom Originalmedikament nicht zu unterscheidendes Scheinmedikament, Kontrollmittel
Plazenta, *w*	Mutterkuchen, Nachgeburt, dient der Ernährung des Fetus
Plegie, *w*	Lähmung
Pleura, *w*	Brustfell

– parietalis	Rippenfell
– visceralis	Lungenfell
Pleuritis, *w*	Brustfellentzündung
Plexus, *m* und *PL*	Geflecht
– brachialis	Armnervengeflecht
– cervicalis	Halsnervengeflecht
– choroidei	Adergeflechte der Hirnkammern, produzieren den Liquor*
– hypogastricus	vegetatives Beckennervengeflecht für die Versorgung der Geschlechtsorgane
– lumbalis	Lendennervengeflecht
– myentericus	Nervengeflecht zwischen Längs- und Ringmuskelschicht der Darmwand
– pterygoideus	Venengeflecht in der Kiefer-Keilbein-Grube
– sacralis	Kreuzbeinnervengeflecht
– submucosus	Nervengeflecht in der Submukosa* der Darmwand
– venosus rectalis	Venengeflecht des Analkanals nahe dem Anus*
Plicae, *Pl*	Falten
– gastricae	Schleimhautfalten des Magens
– circulares intestini tenuis	Ringfalten des Dünndarms, Kerckring-Falten
– transversales recti	quere Schleimhautfalten im Mastdarm
pluripotent	Fähigkeit einer Stammzelle, sich in viele andere Zelltypen zu entwickeln
Pneumonie, *w*	Lungenentzündung
Pneumothorax, *m*	Luftansammlung zwischen Pleura parietalis* und viszeralis* nach Verletzungen
Podagra, *w*	Gicht, insbesondere im Großzehengrundgelenk
poikilotherm	wechselwarm
Poliomyelitis, *w*	Kinderlähmung
polymodal	mehrere Bereiche betreffend
polymorph	vielgestaltig
Polyp, *m*	gutartige gestielte Schleimhautgeschwulst (Nase, Darm, Harnblase)
Polypathie, *w*	gleichzeitiges Vorhandensein chronischer Leiden, besonders bei alten Menschen

Polypeptid, *s*	Verknüpfung von mindestens 5 Aminosäuren, vgl. Peptid
Polysaccharid, *s*	Vielfachzucker, z. B. Stärke
Polytrauma, *s*	lebensbedrohliche Verletzungen von mehr als einem Körperteil
Polyurie, *w*	gesteigerte Harnausscheidung, >3.000 ml/24 Std.
polyvalent	in mehrfacher Hinsicht wirksam
Pons, *m*	Brücke
Population, *w*	Individuen einer Art in einem von anderen Artangehörigen isolierten Gebiet; Bevölkerung oder aus statistischen Gründen bestimmte Bevölkerungsgruppe
Pore, *w*	sehr kleine Öffnung in der Haut oder Schleimhaut, Ausführungsöffnung einer Schweißdrüse
porös	durchlässig, löcherig
Port, *s*	subkutan implantierbare Kammer mit Venenkatheter
Porta hepatis, *w*	Leberpforte
Portio vaginalis, *w*	Muttermund, tastbarer Scheidenteil der Gebärmutter
Positronen	Elementarteilchen mit positiver Ladung
Positronenemissions-tomografie, -gramm	Schnittbilddarstellung von Stoffwechsel- und Funktionszuständen von Organen unter Verwendung von Radionukliden*, die Positronen* emittieren, PET
posterior	hinten (beim Menschen identisch mit dorsal*)
postmortal, post mortem	nach dem Tode
postnatal	nach der Geburt
postoperativ	nach der Operation
post partum, postpartal	nach der Entbindung, nach der Geburt
postprandial	nach dem Essen
Potentia, *w*	Fähigkeit
– coeundi	Fähigkeit zur Erektion, umgangssprachlich: Potenz
– concipiendi	Empfängnisfähigkeit

– generandi	Zeugungsfähigkeit
Potenz, *w*	Leistungsfähigkeit
Potenzial, *s*	Spannungsangabe
potenziell	möglich
praecox	vorzeitig, zu früh
Prädisposition, *w*	Bereitschaft für eine Krankheit
präfinal	vor dem Tode (Ende)
Präkanzerose, *w*	Gewebeveränderung als mögliche Vorstufe eines malignen Tumors
Prämedikation, *w*	medikamentöse Vorbereitung für eine Operation
prämortal	vor Eintritt des Todes
pränatal	vor der Geburt
präoperativ	vor der Operation
Präputium, *s*	Vorhaut
– clitoridis	Vorhaut der Klitoris
– penis	Vorhaut, welche die Eichel des Penis umgibt
Prävention, *w*	Vorbeugung, Früherkennung von Krankheiten und deren Begrenzung
prävertebral	vor der Wirbelsäule liegend
Präzipitation, *w*	Ausfällen von Antigen-Antikörper-Komplexen aus einer Lösung bei einer immunologischen Reaktion
Presbyopie, *w*	Alterssichtigkeit
Pressorezeptoren	Sinneszellen, die den arteriellen Blutdruck registrieren
primär	anfänglich, zuerst
Processus, *m*	Fortsatz
– articularis	Gelenkfortsatz
– inferior	unterer Gelenkfortsatz am Wirbelbogen
– superior	oberer Gelenkfortsatz am Wirbelbogen
– condylaris mandibulae	Gelenkfortsatz des Unterkiefers
– coracoideus	Rabenschnabelfortsatz des Schulterblattes
– coronoideus mandibulae	Kronenfortsatz des Unterkiefers
– coronoideus ulnae	Kronenfortsatz der Elle
– mastoideus	Mastoid, Warzenfortsatz des Schläfenbeins

– **spinosus vertebrae**	Dornfortsatz der Wirbel
– **styloideus**	Griffelfortsatz
– **transversus vertebrae**	Querfortsatz der Wirbel
– **xiphoideus**	Schwertfortsatz des Brustbeins
Prodromalsymptom, *s*	Frühzeichen, noch unspezifisches Anzeichen einer Krankheit
profundus	tief, auf das Körperinnere zu
Progesteron, *s*	Gelbkörperhormon, weibliches Sexualhormon, das vorwiegend im Eierstock gebildet wird, reguliert zusammen mit Östrogen z. B. den Menstruationszyklus, wirkt schwangerschaftserhaltend und stimuliert die Entwicklung der Milchdrüsen
Prognose, *w*	Vorhersage des voraussichtlichen Krankheitsverlaufs und -ausgangs
progredient, progressiv	fortschreitend
Projektionsbahnen	Nervenfasersysteme, die die End- oder Großhirnrinde mit anderen Hirnteilen und dem Rückenmark verbinden
Prokaryont, *m*	Einzeller (z. B. Bakterien) ohne Zellkern
Prolaktin, *s*	Hormon des HVL*, regt Wachstum der Brustdrüsen an und fördert deren Milchproduktion, PRL
Prolaktin-Inhibitinghormon	Prolaktostatin, hemmt die Prolaktinausschüttung im HVL*, PRL-IH
Prolaktin-Releasinghormon	Prolaktoliberin, stimuliert die Ausschüttung von Prolaktin im HVL*, PRL-RH
Prolaps, *m*	Vorfall eines inneren Organs durch eine natürliche Körperöffnung
Proliferation, *w*	Zellteilung, Gewebswucherung durch Zellvermehrung
Proliferationsphase	Wiederaufbau der Funktionalis* der Gebärmutterschleimhaut
prominent	vorragend, herausragend
Promontorium, *s*	Übergang von der Lendenlordose* zur Sakralkyphose*
Pronation, *w*	Einwärtsdrehen des Unterarmes, Heben des

	äußeren Fußrandes
Pronatoren	Muskeln, welche die Einwärtsdrehung von Unterarm und Hand bewirken
Propantriol, *s*	dreiwertiger Alkohol, Basisstruktur der Fette
Prophylaxe, *w*	Vorbeugung, Verhütung von Krankheiten
Propriozeptoren	Sinneszellen, die Informationen von den Muskeln liefern
Prostaglandine	Gewebshormone, die Entzündungs- und Schmerzzustände steuern
Prostata, *w*	Vorsteherdrüse
Prostatahyperplasie, benigne	gutartige Vergrößerung der Vorsteherdrüse
Proteine, *Pl*	Eiweiße
Proteinase, *w*	Verdauungsenzym, das Eiweiße bis zu Polypeptiden* abbaut
Proteinurie, *w*	Eiweiß im Harn
Prothese, *w*	künstlicher Ersatz von Körperteilen
Protozyte, *w*	Prokaryo(n)tenzelle*
Prothrombin, *s*	inaktive, wasserlösliche Vorstufe des Thrombins*, Faktor II der Blutgerinnung
protrahieren	verzögern
Protrusion, *w*	Verlagerung nach außen, Vorschieben
Protuberantia, *w*	Knochenvorwölbung bzw. Knochenvorsprung
– occipitalis externa	Knochenvorwölbung in der Mitte der Außenfläche des Hinterhauptbeines
Provitamin, *s*	Vitaminvorstufe
Provokation, *w*	künstliches Auslösen von Krankheitssymptomen oder Allergien* im Rahmen einer Diagnostik*
proximal	zum Rumpf hin liegend
Prozedere, *s*	Verfahrensweise
Pruritus, *m*	Juckreiz
Pseudohermaphroditismus, *m*	Zwitterbildung
Psoriasis, *w*	chronische Hautkrankheit mit Schuppenbildung, Schuppenflechte
psychisch	die Seele betreffend

psychogen	seelisch verursacht
Psychose, *w*	seelische Störung
Psychosomatik, *w*	Lehre von der Bedeutung seelischer Vorgänge für körperliche Befindlichkeit, Wechselwirkung von Seele und Körper
psychotrop	medikamentös auf die Seele eingehend
psychovegetativ	Fehlreaktionen des vegetativen Nervensystems*, ausgelöst von seelischen Vorgängen
Ptyalin, *s*	Stärke spaltendes Enzym des Mundspeichels
Pubertät,*w*	Zeit der Geschlechtsreife, Mädchen ca. 9. – 17., Jungen ca. 12. – 17. Lebensjahr
Pubes, *Pl*	Bereich der äußeren Geschlechtsorgane, Schambehaarung
Pufferung, *w*	Regulationsprozesse im Körper zur Aufrechterhaltung des pH-Wertes*
Pulmo, *w*	Lunge
pulmonal	die Lungen betreffend
Pulmonalis, *w*	syn. Valva trunci pulmonalis*
Pulpa denti, *w*	Zahnpulpa, Zahnmark, in der Zahnhöhle
Puls, *m*	Stoß, rhythmische Erweiterung der Arterien, entsteht durch die vom Herzen erzeugte Druckwelle des Blutes
Pulsation, *w*	Zu- und Abnahme des Volumens von Arterien bzw. Organen im Herzrhythmus
Pupille, *w*	Sehloch, kreisrunde Öffnung in der Regenbogenhaut des Auges
Purkinje-Fasern	letzter Abschnitt des Erregungsleitungssystems des Herzens an der Innenseite der Herzkammern
purulent	eitrig
Pustel, *w*	Eiterbläschen
Putamen, *s*	Linsenkernschale, Basalganglion*
putrid	faulig, übel riechend
Pyelon, *s*	syn. Pelvis renalis*
Pyelonephritis, *w*	Nierenbecken-/Nierenentzündung
Pykniker, *m*	mittelgroß gedrungener Körperbautyp mit Neigung zu Fettansatz

Pylorus, *m* Magenpförtner
Pyramidenbahn vgl. Tractus pyramidalis
Pyramides renales, *Pl* Nierenpyramiden
Pyrexie, *w* Fieber
pyrogen fiebererzeugend

Q

Quaddel, *w* Hautveränderung, auch künstlich zu medizinischen Zwecken durch Spritzung unter die Haut hervorgerufen
Quarantäne, *w* Absonderung von infektiös erkrankten oder krankheitsverdächtigen Personen
Querschnittslähmung Lähmung aufgrund totaler oder unvollständiger Verletzung des Rückenmarks
Quincke-Ödem, *s* Gesichtsschwellung bei Allergie*

R

Rachenring, lymphatischer	Gesamtheit der Tonsillen (Mandeln) im Mund- und Rachenbereich
Rachitis, *w*	mangelhafte Verkalkung des Knochengewebes aufgrund eines Vitamin-D-Mangels, besonders in früher Kindheit
radial, radialis	zum Radius* gehörend, daumenwärts
Radialabduktion, *w*	Bewegung der Hand zur Speiche hin
Radiatio, *w*	Bestrahlung von Organen oder Organteilen
Radiatio optica	Sehstrahlung, letzter Abschnitt der Sehbahn vom Thalamus* zur primären Sehrinde
radikal	gründlich
Radikale, freie	hochreaktive Atome oder Moleküle, meistens elementarer Sauerstoff
Radikalenfänger	syn. Antioxidans*
Radiodermatitis, *w*	Hautentzündung durch ionisierende Strahlen
Radioimmun(o)**assay**, *m*	Prüfung der Immunitätslage durch radioaktiv markierte Substanzen, RIA
Radiojodtherapie	Zerstörung von Schilddrüsentumoren durch sich in der Drüse anreicherndes radioaktives Jod
Radionuklid, *s*	Radioisotop; Einsatz von radioaktiven Atomarten, deren instabile Kerne radioaktiv zerfallen, wobei energiereiche Strahlen entstehen
Radionuklidtherapie	Schädigung von Tumorgewebe durch radioaktiv markierte Substanzen im Gewebe
Radiopharmakon, *s*	Arzneimittel mit radioaktiven Bestandteilen
Radiotherapie	Therapie mit radioaktiven oder Röntgenstrahlen
Radius, *m*	Speiche
Radix, *w*	Wurzel
– **dentis**	Zahnwurzel
– **dorsalis**	sensible Hinterwurzel des Rückenmarks
– **linguae**	Zungenwurzel

– **mesenterii**	Gekrösewurzel, Befestigungsstelle des Mesenteriums* an der hinteren Bauchwand
– **pili**	Haarwurzel
– **ventralis**	motorische Vorderwurzel des Rückenmarks
Ramus, *m*	Ast
randomisieren	zufällig auswählen, zusammenstellen
Ranvier-Schnürring	freiliegender Abschnitt eines Axons* zwischen 2 Schwann-Zellen*
Raphe, *w*	Verwachsungslinie
– **palati**	am Gaumen
– **penis**	an der Unterseite des Penis*
– **scroti**	an der Unterseite des Skrotums*
Raptus, *m*	heftiger, plötzlicher Erregungszustand oder Krankheitsanfall
Reabsorption, *w*	Rückresorption, Wiederaufnahme von Stoffen aus dem Zwischenzellraum ins Blut
Reaktivierung, *w*	Wiederherstellen bzw. Wiederaktivwerden (z. B. von Herpesviren*)
Reanimation, *w*	Wiederbelebung
Recessus, *m* und *Pl*	Vertiefung, Ausbuchtung
– **pleurales**	Erweiterungsbereiche des Rippenfells für die sich ausdehnende Lunge bei der Einatmung
Redoxreaktion, *w*	Reduktions*-Oxidations*-Reaktion, Elektronenübertragungsreaktion
Reduplikation, *w*	identische Verdopplung der DNA*
Reduktio, *w*	Verminderung, Verringerung
Reduktion, *w*	chemische Reaktion mit Elektronenaufnahme, in aller Regel mit Sauerstoffabgabe
reflektieren	zurückwerfen, -biegen
Reflex, *m*	unwillkürliche, immer gleiche, schnelle Reaktion auf einen Reiz
– **Eigenreflex**	Reizort und Erfolgsorgan sind identisch, Muskelreflex: Muskel reagiert auf seine Dehnung immer mit einer Kontraktion
– **Fremdreflex**	Reizaufnahme und -beantwortung in verschiedenen Organen, z. B. Schutzreflexe (Niesen, Husten)

Reflux, *m*	Rückfluss
refraktär	nicht beeinflussbar, nicht erregbar
Regeneration, *w*	Erneuerung, Ergänzung
Regio, *w*	Körpergegend
– epigastrica	Magengrube
– hypochondriaca	Rippenbogenregion
– inguinalis	Leistenregion
– olfactoria	Riechschleimhaut der Nase
– pubica	Schamhaarregion
– respiratoria	Nasenschleimhaut
– umbilicalis	Nabelregion
Regression, *w*	Rückbildung, -entwicklung
Regulation, *w*	Wirkung von Steuerungsmechanismen
Regurgitation, *w*	Zurückdrängen, -strömen, z. B. von Nahrung aus dem Magen bis in den Mund
Rehabilitand, *m*	Mensch, der rehabilitiert* wird
Rehabilitation, *w*	Wiedereingliederung in das berufliche und/oder soziale Leben
Rehydratation, Rehydrierung, *w*	Ausgleich eines Flüssigkeitsmangels
Reinfarkt, *m*	erneuter Infarkt*
Reinfektion, *w*	erneute Infektion mit dem gleichen Erreger
Reinfusion, *w*	Wiederzuführung von vorher entnommenem Blut
Reinke-Ödem, *s*	Ödem* der Stimmlippen
Reintegration, *w*	Wiedereingliederung in ein soziales Umfeld
Reissner-Membran, *w*	vgl. Membrana vestibularis
Reiz, *m*	energetische Veränderung, die eine Veränderung des Membranpotenzials einer Zelle bewirkt
Reizschwelle	Mindestreizstärke für die Auslösung einer Erregung bzw. Reaktion
Rejektion, *w*	Abstoßung
Rekanalisation, *w*	Wieder-durchgängig-Werden eines verschlossenen Blutgefäßes
Rekombination, *w*	Neukombination von Merkmalen bei der Meiose*

Rekonstruktion, *w*	Wiederherstellung durch operative Maßnahmen
Rekonvaleszenz, *w*	Genesung
rektal	den Mastdarm (Rektum) betreffend
Rektoskopie, *w*	Endoskopie* des Mastdarms
Rektozele, *w*,	syn. Rektumprolaps, Mastdarmvorfall
Rektum, *s*	Mastdarm
Rektusscheide	aus den Aponeurosen* der queren und schrägen Bauchmuskeln gebildete Gleithülle um die geraden Bauchmuskeln
rekurrierend	wiederholt auftretend
Relaparotomie, *w*	erneute operative Eröffnung der Bauchhöhle
Relaxans, *s*	Erschlaffung, Entspannung bewirkendes Arzneimittel
Releasinghormone	Neurohormone des Zwischenhirns, stimulieren die Bildung und Freisetzung der Hypophysenvorderlappenhormone
Reliabilität, *w*	Zuverlässigkeit
Remissio, *w*	Abklingen, Nachlassen
REM-Schlaf	Schlafphasen, die u. a. durch schnelle Augenbewegungen und Traumphasen gekennzeichnet sind (REM = rapid eye movements)
Ren, *m*	Niere
renal, renalis	die Nieren betreffend
Renin ,*s*	blutdrucksteigerndes Hormon der Nieren
Ren mobilis	Wanderniere
Reparation, *w*	Wundheilung durch Narben- und Bindegewebe
Replikation, *w*	syn. Reduplikation*
Repolarisation, *w*	Wiederherstellung des Ruhemembranpotenzials* nach einem Aktionspotenzial*
Reposition, *w*	Verbringen eines Organs in seine ursprüngliche physiologische Lage; Wiedereinrichtung von Knochen- und Eingeweidebrüchen
Reproduktion, *w*	Fortpflanzung
Resektion, *w*	operative Entfernung kranker Organteile
Reservevolumen,	Luftmenge, die nach normaler Ausatmung

exspiratorisches	noch zusätzlich ausgeatmet werden kann
Reservevolumen, inspiratorisches	Luftmenge, die nach normaler Einatmung noch zusätzlich eingeatmet werden kann
resezieren	operativ entfernen
residual	zurückbleibend
Residuum, *s*	Rückstand, Rest, bleibende Folge
Resistenz, *w*	Widerstand, Widerstandsfähigkeit
Resorption, *w*	Stoffaufnahme
Respiration, *w*	Atmung
Ressourcen, *Pl*	Fähigkeiten, Möglichkeiten eines (kranken bzw. alten) Menschen, sein Leben zu bewältigen
Restitutio ad integrum, *w*	völlige Wiederherstellung
Restriktion, *w*	Beschränkung, Einengung
retard	verzögert freigesetzt, z. B. Arzneimittel
Retardierung, *w*	Verlangsamung, Verzögerung, z. B. Wachstum
Rete, *s*	Netz
– **arteriosum**	Arteriennetz
– **testis**	Hodennetz
– **venosum dorsale pedis**	Venennetz des Fußrückens
Retention, *w*	Zurückhaltung, Verhaltung, z. B. Harnverhalten
Retikulozyt, *m*	junger Erythrozyt*
Retikulum, *s*	Netz
– **endoplasmatisches**	Zellorganell*, verzweigtes Membransystem, zentrale Rolle bei der Protein*- und Lipidsynthese*
– **glattes** (agranuläres)	ohne Ribosomen
– **raues** (granuläres)	mit Ribosomen
– **sarkoplasmatisches**	Sonderform des endoplasmatischen Retikulums* in den Skelettmuskelfasern
Retina, *w*	Netzhaut
Retinakulum, *s*	Halteband
Retraktion, *w*	Verkürzung, Schrumpfung, z. B. der Haut nach Verbrennung
Retroflexio uteri, *w*	Abknickung des Gebärmutterkörpers nach hinten

retrograd	nach rückwärts, rückwirkend
retroperitoneal	hinter dem Bauchfell gelegen
Retroperitonealraum	Raum zwischen Peritoneum* und hinterer Bauchwand
Retroversion, *w*	Rückwärtsneigung, Bewegung einer Extremität nach dorsal*
reversibel	umkehrbar
revidieren	nochmalige chirurgische Behandlung einer schlecht heilenden Wunde
rezeptiv	aufnehmend
Rezeptor, *m*	Messfühler, der bei Reizeinwirkung eine Reaktion auslöst
– **zellulärer**	Zelle, in der durch einen Reiz Aktionspotenziale ausgelöst und fortgeleitet werden
– **molekularer**	Molekül, das Reaktionspartner für ein anderes Molekül oder Ion mit Reizwirkung ist
Rezeptorpotenzial, *s*	Membrandepolarisation* sensorischer Nervenzellen
Rezeptur, *w*	Arzneimittelzubereitung
rezessiv	nicht in Erscheinung tretend, unterdrückt werden
Rezidiv, *s*	Rückfall
Rhagade, *w*	Hautschrunde, -riss
Rhesusfaktor, *m*	Rh-Faktor, Eiweiß (=Rhesusfaktor-D-Antigen) auf der Erythrozytenmenbran
Rhesussystem, *s*	wichtiges Blutgruppensystem
rheumatischer Formenkreis	Erkrankungen des Bindegewebes und schmerzhafte Störungen des Bewegungssystems
Rhombencephalon, *s*	Rautenhirn
Ribonukleinsäure, *w*	RNA*, RNS*
– **Boten**-(messenger-) **RNA**	überträgt die Erbinformation vom Zellkern zu den Ribosomen*
– **Transport**-(transfer-) **RNA**	spezifischer Aminosäureträger
Ribosom, *s*	Zellorganell*, Stätte der Eiweißsynthese
Rigidität, *w*	Starre, Steife

Rigor, *m*	erhöhte Muskelspannung
Rima, *w*	Spalte, Ritze
– ani	Gesäßspalte
– glottidis	Stimmritze
– oris	Mundspalte
– pudendi	Schamspalte
Röntgenografie, -gramm	fotografische Darstellung von Körperteilen mithilfe von Röntgenstrahlen
rostral	zur Vorderseite des Kopfes hin
Rota-Virus, *s*	häufigster Erreger von Magen-, Darm-Erkrankungen
Rubor, *m*	Rötung, eines der 5 Zeichen für Entzündungen
rudimentär	nicht voll ausgebildet, verkümmert
Ruffini-Körperchen	Sinneszellen u. a. in der Lederhaut (Stratum reticulare*) für die Druckempfindung
Ruhemembranpotenzial, *s*	Spannung zwischen Zellinnerem und -äußerem einer nicht gereizten Zelle
Ruptur, *w*	Zerreißung

S

Saccharose, *w* — Bezeichnung für Rohr- und Rübenzucker, Disaccharid*

Sacculus, *m* — vorderes Vorhofsäckchen des Gleichgewichtsorgans

Saccus lacrimalis, *m* — Tränensack

sagittal — parallel zur Sagittalachse, senkrecht zur Frontalebene (vorn – hinten)

Salmonellen, *Pl* — bakterielle Erreger von Darmerkrankungen, Salmonellosen = insbesondere durch kontaminierte* Lebensmittel übertragene Erkrankungen

Salpinx, *w* — syn. Tuba uterina

saltatorisch — überspringend, sprunghaft

Sanierung, *w* — Beseitigung eines Krankheitsherdes

Sanitation, *w* — weitgehende Verminderung von Krankheitskeimen

Sarkom, *s* — bösartige Bindegewebsgeschwulst

Scala, *w* — Treppe

- **– media** — syn. Ductus cochlearis
- **– tympani** — Paukentreppe der Hörschnecke
- **– vestibuli** — Vorhoftreppe der Hörschnecke

Schock, *m* — zunehmendes Kreislaufversagen aufgrund einer Verminderung der Blutzirkulation in den Kapillaren mit der Folge der Sauerstoffunterversorgung in den Zellen

Schock, anaphylaktischer — lebensgefährlicher Schock* aufgrund von Überempfindlichkeit gegenüber denselben wiederholt aufgenommenen Antigenen*

Schock, septischer — durch Bakterientoxine ausgelöster Schock*

Schwann-Scheide, *w* — Markscheide, Umhüllung der peripheren Nerven

Schwann-Zellen — bilden die Mark- oder Myelinscheide (Schwann-Scheide*) der markhaltigen

	Nervenfasern im peripheren Nervensystem*
Schwellenpotenzial, *s*	Potenzialgröße, bei der Aktionspotenziale* ausgelöst werden
Schwemm-Kanal, *m*	ringförmig verlaufende Vene, durch die das Kammerwasser im Auge abfließt
Screening, *s*	Siebtest; Durchführung einer diagnostischen Maßnahme in einer durch eine bestimmte Krankheit gefährdeten Bevölkerungsgruppe
Seborrhö, *w*	vermehrte Talgabsonderung
Sedativum/a	Beruhigungsmittel
Sediment, *s*	Bodensatz in einer Flüssigkeit
Segment, *s*	Abschnitt, z. B. Rückenmarksegment
Sekret, *s*	Stoff, der von Drüsenzellen abgegeben wird
Sekretin, *w*	gastrointestinales* Gewebshormon
Sekretion, *w*	Absonderung von Sekreten*
Sektion, *w*	syn. Obduktion
sekundär	an zweiter Stelle, zweitrangig
Selektion, *w*	Auswahl, Auslese
Sella, *w*	Sattel
– **turcica**	Türkensattel des Keilbeins, enthält die Hirnanhangsdrüse
seneszent	altersschwach
Seneszenz, *w*	das Altern
senil	alt, altersschwach
Senilität, *w*	verstärktes Auftreten von sog. Alterserscheinungen, z. B. von Gedächtnisstörungen
Senium, *s*	sehr hohes Alter
Sensibilität, *w*	Fähigkeit zur Reizaufnahme durch Sinneszellen
sensible Nervenfasern	syn. afferente Nervenfasern
Sepsis, *w*	Blutvergiftung,
septisch	mit Keimen behaftet
Septum, *s*	Scheidewand
– **interalveolare**	unvollständige Trennwand zwischen 2 Lungenbläschen
– **interatriale**	Vorhofseptum, Vorhofscheidewand des Herzens

– interventriculare	Kammerseptum, Kammerscheidewand des Herzens
– nasi	Nasenscheidewand
serös	auf Serum bezogen
Serosa, *w*	vgl. Tunica serosa
Serotonin, *s*	Gewebshormon, Neurotransmitter*
Serum, *s*	Blutserum, zellfreie Blutflüssigkeit
sezernieren	absondern
Sharpey-Fasern	kollagene Fasern, verankern die Knochenhaut in der Knochenrinde
Shunt, *m*	Kurzschlussverbindung, Nebenschluss, Nebenweg, z. B. zwischen Gefäßen
signifikant	deutlich, bezeichnend
simplex	einfach
Simulant, *m*	der eine Krankheit Vortäuschende
simultan	gleichzeitig
sinister, sinistra, sinistrum	links
Sinus, *m* und *Pl*	Ausbuchtung, Höhle, Tasche
– anales	Buchten zwischen den Längsfalten der Mastdarmschleimhaut,
– caroticus	Karotissinus, kleine Erweiterung mit Druckrezeptoren am Ursprung der inneren Halsarterie
– coronarius	Sammelvene des Herzens
– durae matris	venöse Hirnblutleiter
– ethmoidalis	Siebbeinhöhle
– frontalis	Stirnhöhle
– maxillaris	Kieferhöhle
– paranasales	Nasennebenhöhlen
– rectus	intraduraler venöser Hirnblutleiter
– sagittalis inferior	kleiner intraduraler venöser Hirnblutleiter
– sagittalis superior	großer intraduraler venöser Hirnblutleiter
– sphenoidalis	Keilbeinhöhle
Sinusoide	weite Blutkapillaren
Sinusknoten, *m*	primärer Impulsgeber (Schrittmacher) des Herzens
Situs, *m*	normale Lage der Organe im Organismus

Skapula, *w*	Schulterblatt
Sklera, *w*	Lederhaut des Auges
Sklerose, *w*	pathologische Verhärtung von Gewebe
Skotom, *s*	Ausfall eines Teiles des Gesichtsfeldes
Skrotum, *s*	Hodensack
solide	fest
solitär	einzeln
Solutio, *w*	Auflösung, Lösung
Soma, *s*	Körper
somatisch	den Körper betreffend, körperlich
Somatoliberin	stimuliert die Freisetzung des Wachstumshormons STH* im HVL*, GH-RH
Somatostatin	hemmt die Freisetzung des Wachstumshormons im HVL*, GH-IH*
Somatotopie	Abbildung von Körperteilen in bestimmten Nervenzellarealen des Gehirns
somnolent	benommen, schläfrig
Sonografie, -gramm	Gewebeuntersuchung mittels Ultraschallwellen und Darstellung
Soor, *m*	Pilzinfektion der Mundschleimhaut
Sopor, *m*	starke Benommenheit
Spalt, synaptischer, *m*	Raum zwischen der Kontaktstelle zweier Nervenzellen bzw. einer Nervenzelle und einer Muskel- oder Drüsenzelle
Spasmolytikum/a	krampflösende/s Mittel
Spasmus, *m*	Krampf, Verkrampfung
Spastik, *w*	krankhaft erhöhte Muskelspannung (Muskeltonus)
Sperma, *s*	Samenflüssigkeit
Spermatogenese, *w*	Bildung und Ausreifung der Samenzellen im Hoden
Spermiogramm, *s*	mikroskopisches Untersuchungsergebnis über Anzahl, Form und Beweglichkeit der Samenzellen
Spermiohistogenese, *w*	letzte Phase der Spermatogenese*
Spermium, *s*	männliche Keim- bzw. Samenzelle, Samenfaden

Spezies, *w*	Art
spezifisch	kennzeichnend, arteigen
spongiös	schwammartig
spontan	von selbst, ohne äußere Ursache entstehend
sporadisch	gelegentlich, selten
Sphinkter, *m*	Schließmuskel
Spina, *w*	Stachel, Dorn
– iliaca anterior inferior	vorderer unterer Darmbeinstachel
– iliaca anterior superior	vorderer oberer Darmbeinstachel
– iliaca posterior inferior	hinterer unterer Darmbeinstachel
– iliaca posterior superior	hinterer oberer Darmbeinstachel
– ischiadica	Sitzbeinstachel
spinal	zur Wirbelsäule bzw. zum Rückenmark gehörend
Spirometer, *s*	medizinisches Messgerät zur Bestimmung verschiedener Atemgrößen
Spirometrie, *w*	Messung verschiedener Lungenvolumina und -kapazitäten mit dem Spirometer*
Splen, *m*	Milz
Spongiosa, *w*	syn. Substantia spongiosa
Sputum, *s*	Auswurf
Staging, *s*	Einteilung von Tumorstadien
Standardbikarbonat	Bikarbonatkonzentration des arteriellen Blutplasmas bei normaler Körpertemperatur
Stapes, *m*	Steigbügel, Gehörknöchelchen
Staphylokokken	vgl. Kokken
Staphylokokkus aureus, multiresistenter	MRSA, äußerst pathogener (Hospital-)Keim, widerstandsfähig gegen mehrere Chemotherapeutika
Stase, *w*	Stehen, Stillstand
statisch	das Gleichgewicht betreffend
Statine	vgl. Inhibitinghormone
Status, *m*	charakteristischer Zustand
Steatorrhö, *w*	Fettstuhl
Stenose, *w*	Verengung eines Körperkanals oder seiner Mündung
Stent, *m* oder *s*	Prothese zur Wiedereröffnung eines verengten

	Blutgefäßes oder von röhrenförmigen Gebilden
stereotyp	ständig wiederkehrend
steril	keimfrei; unfruchtbar
Sterilisation, *w*	Keimfreimachen durch Erhitzen; Unterbinden der Eileiter bzw. Samenleiter
Sterilität, *w*	Unfruchtbarkeit
Sterkobilin, *s*	Abbauprodukt des roten Blutfarbstoffes, ist für die normale Stuhlfarbe (hell- bis dunkelbraun) verantwortlich
Sterkobilinogen, *s*	Vorstufe des Sterkobilins*
Sternum, *s*	Brustbein
Steroide, *Pl*	Stoffklasse der Lipide*
Steroidhormon, *s*	Steroid*, das als Hormon wirkt (Kortikosteroide*, Sexualhormone)
Sterole (Sterine), *Pl*	Untergruppe der Steroide*
Stigma, *s*	Kennzeichen, Wundmal
Stimulans, *s*	anregendes Arzneimittel
Stimulus, *m*	Reiz
Stoma, *s*	Öffnung; künstlich hergestellter Ausgang eines Hohlorgans
Strabismus, *m*	Schielen, Augenmuskelgleichgewichtsstörung, ein oder beide Augen weichen von der Parallelstellung ab
Stratum, *s*	Schicht
– **basale**	Basalschicht der Oberhaut
– **circulare**	Ringmuskelschicht
– **corneum**	Hornschicht der Oberhaut
– **granulosum**	Körnerzellschicht der Oberhaut
– **longitudinale**	Längsmuskelschicht
– **lucidum**	helle Schicht der Oberhaut
– **papillare**	Grenzschicht zwischen Ober- und Lederhaut
– **reticulare**	Grenzschicht zwischen Leder- und Unterhaut
– **spinosum**	Stachelzellschicht der Oberhaut
Streptokinase, *w*	Bakterieneiweiß, das Plasminogen* zu Plasmin* aktiviert
Streptokokken	vgl. Kokken

Stress, *m* — physische und psychische Reaktionen des Körpers auf äußere Reize und damit verbundene Befähigung zur Bewältigung besonderer Anforderungen; ohne Erholungsphasen u. U. krank machend

Stria, *w* — Faserstreifen, Dehnungsstreifen

– **vascularis ductus cochlearis** — blutgefäßreiche Region an der Außenwand des Schneckenganges im Innenohr

Stridor, *m* — Atemgeräusch

Striktur, *w* — Verengung eines Hohlorgans durch Narben

Stripping, *s* — Entfernung krankhaft veränderten Gewebes, z. B. von Krampfadern

Struma, *w* — krankhafte Vergrößerung der Schilddrüse, Kropf

Stupor, *m* — Erstarrung

subakut — weniger heftig

Subarachnoidalraum — mit Liquor* gefüllter Spaltraum um das ZNS*

subfebril — Körpertemperatur von 37,4 bis 38 °C

subklinisch — leicht verlaufende Krankheit

subkutan — unter der Haut, unter die Haut applizieren, s. c.

Subkutis, *w* — Unterhaut

Submukosa, *w* — syn. Tela submucosa

Substantia, *w* — Stoff

– **alba** — weiße Substanz des ZNS*, besteht hauptsächlich aus markscheidenhaltigen Nervenfasern

– **compacta** — kompakte Knochenrinde des Röhrenknochenschaftes

– **corticalis** — Knochenrinde

– **grisea** — graue Substanz des ZNS*, besteht hauptsächlich aus Nervenzellkörpern

– **nigra** — schwarze Substanz, Kerngebiet des Mittelhirns, Teil des EPS*

– **spongiosa** — Knochenbälkchen

Substitution, *w* — Ersetzung eines fehlenden Stoffes

suffizient — ausreichend, genügend

Suggestion, *w*	Übertragung von geistig-seelischen Vorstellungen auf andere Personen
Suizid, *m*	Selbsttötung
Sulcus, *m*	Furche, Rinne
– calcarinus	Furche an der Unterseite des Hinterhauptlappens der End- oder Großhirnrinde
– centralis	Zentralfurche des End- oder Großhirns
– coronarius	Herzkranzfurche an der Vorhof-Kammer-Grenze
– lateralis	seitliche Furche des End- oder Großhirns
– medianus posterior	hintere mittlere Rückenmarkfurche
– parietooccipitalis	Scheitel-Hinterhaupt-Furche des End- oder Großhirns
superfiziell, superficialis	oberflächlich
superior	oben (beim Menschen identisch mit kranial*)
Supination, *w*	Auswärtsdrehung des Unterarms, Hebung des inneren Fußrandes
supportiv	unterstützend
Suppositorium, *s*	Arzneiform (Zäpfchen) zur Applikation* in Rektum* oder Vagina*
Suppression, *w*	Unterdrückung, Hemmung
Surfactant, *s* und *m*	ober- bzw. grenzflächenaktive Substanz, welche z. B. die Entfaltung der kollabierten* Lungenbläschen beim Neugeborenen ermöglicht
Surrogat, *s*	Ersatzstoff, z. B. für eine illegale Droge
suspekt	verdächtig
Suspension, *w*	Aufhängen, Hochlagern, z. B. von Körperteilen; Aufschwemmung
Sutura, *w*	Naht
– coronalis	Kranznaht zwischen Stirn- und Scheitelbeinen
– lambdoidea	Lambdanaht zwischen Hinterhauptbein und Scheitelbeinen
– sagittalis	Pfeilnaht zwischen den Scheitelbeinen
Symbiose, *w*	Zusammenleben von Organismen zu gegenseitigem Nutzen
Sympathikus, *m*	Teil des vegetativen Nervensystems*

Sympatholytikum/a	Substanz/en, die die Wirkung des Sympathikus hemmen
Sympathomimetikum/a	Substanz/en, die die Wirkung des Sympathikus nachahmen
Symphyse, *w*	Knochenverbindung durch Faserknorpel
Symphysis pubica	Schambeinfuge, Knorpelfuge, die beide Schambeine vorn verbindet
Symptom, *s*	Krankheitszeichen
Synapse, *w*	Kontaktstelle zwischen Nervenzellen oder Nervenzelle und Muskelzelle zum Zweck der Informationsübertragung
Synarthrose, *w*	Fuge, Haft
Synchondrose, *w*	Knorpelfuge aus hyalinem (durchscheinendem) Knorpel
Syndesmose, w	Bandfuge
Syndrom, *s*	Symptomenkomplex
Synergisten, *Pl*	Organe, die zusammenarbeiten, gilt v. a. für Muskeln
Synkope, *w*	Kreislaufkollaps, plötzlicher Blutdruckabfall mit kurz andauernder Bewusstlosigkeit
Synovia, *w*	Gelenkschmiere, Gelenkflüssigkeit
Systole, *w*	Anspannungs- und Austreibungsphase bei der Herzaktion
Szintigrafie, -gramm	bildgebendes Verfahren, durch das innere Organe mithilfe von Radiopharmaka* dargestellt und die Verteilung des Pharmakons aufgezeichnet werden können

T

Tachykardie, *w*	stark erhöhte Herzfrequenz, >100/min
Tachypnoe, *w*	erhöhte Atemfrequenz
Taenia, *w*, **Taeniae**, *Pl*	Band
Taeniae coli	3 Längsmuskelbündel des Grimmdarms
taktil	den Tastsinn betreffend
Talus, *m*	Sprungbein
Tamponade, *w*	Ausstopfung mit Watte- oder Gazebauschen
Tectum mesencephali, *s*	Mittelhirndach
Tegmentum mesencephali, *s*	Mittelhirnhaube
Tektorialmembran, *w*	syn. Membrana tectoria
Tela, *w*	Gewebe, Bindegewebeschicht
– **subcutanea**	syn. Subkutis
– **submucosa**	Bindegewebsschicht zwischen Schleimhaut und Muskelschicht, z. B. bei der Speiseröhre
Telencephalon, *s*	Endhirn, syn. Großhirn
temporal	schläfenwärts
temporär	vorübergehend
Tendo, *m*	Sehne
– **calcaneus**	Achillessehne
Tenesmus, *m*	schmerzhafter Stuhl- und Harndrang
Tentorium cerebelli, *s*	Kleinhirnzelt, Duplikatur der harten Hirnhaut zwischen Hinterhauptlappen und Kleinhirn
Teratogenese, *w*	Entwicklung von Fehlbildungen in der Embryonalzeit
terminal	am Ende liegend, das Ende betreffend
Terminus, *m*	klar definierter Begriff, Fachausdruck
Testes, *Pl*	syn. Hoden*, Orches*
Testosteron, *s*	männliches Keimdrüsenhormon
Tetanie, *w*	neuromuskuläre Übererregbarkeit
Tetanus, *m*	Form der Skelettmuskulaturkontraktion; Wundstarrkrampf (schwere Infektionskrankheit)

Tetraparese, *w*	(inkomplette) Lähmung aller 4 Extremitäten
Thalamus, *m*	größter Teil des Zwischenhirns
Therapie, *w*	Behandlung von Krankheiten
Thorax, *m*	Brust, Brustkorb
Thrombin, *s*	Faktor II a der Blutgerinnung, spaltet u. a. Fibrinogen* in Fibrin*
Thrombokinase, *w*	Prothrombinaktivator, wandelt Prothombin* in Thrombin* um
Thromboplastin, *s*	Eiweiß, das an der Blutgerinnung beteiligt ist
Thrombozyt, *m*	Blutplättchen
Thrombozytopathie, *w*	Funktionsstörung der Blutplättchen
Thrombozytopenie, *w*	Blutplättchenmangel
Thrombus, *m*	Blutpfropf in einem Blutgefäß, Blutgerinnsel
Thymin, *s*	eine der 4 Komplementärbasen der DNA*
Thymus, *m*	primäres lymphatisches Organ, syn. Bries
Thyreotropin-Releasinghormon	regt HVL* zur Ausschüttung von TSH* an, TRH
Thyroxin	Schilddrüsenhormon mit gleicher Wirkung wie Trijodthyronin*, T4
Tibia, *w*	Schienbein
Tic, *m*	nervöse Muskelzuckung
Tomografie, -gramm	Röntgenschichtaufnahmeverfahren
tonisch	kräftigend; die Muskelspannung betreffend
Tonofibrillen, *Pl*	Teile des Zytoskeletts*, stabilisieren die Epithelgewebe
Tonsilla, *w*, **Tonsillae**, *Pl*	Tonsille, Mandel, sekundäre lymphatische Organe im Mund-Rachen-Bereich
– lingualis	Zungenmandel
– pharyngea	Rachenmandel
– palatinae	Gaumenmandeln
– tubariae	Ohrtrompetenmandeln
Tonus, *m*	Spannungszustand von Geweben und Organen (z. B. Muskeln, Gefäßen)
Tophus, *m*	entzündlicher Knoten
touchieren	berühren, betasten, austasten
Toxin, *s*	Gift
Trachea, *w*	Luftröhre

Tractus, *m* — Bahn, Strang
- **– corticonuclearis** — Teil der Pyramidenbahn*, deren Fasern von der vorderen Zentralwindung zu den motorischen Hirnnervenkernen ziehen
- **– corticospinalis** — Teil der Pyramidenbahn*, deren Fasern von der vorderen Zentralwindung zu den motorischen Vorderhörnern des Rückenmarks ziehen
- **– opticus** — Sehbahnabschnitt von der Sehnervenkreuzung bis zum seitlichen Kniehöcker des Thalamus
- **– pyramidalis** — Pyramidenbahn*, absteigende motorische Leitungsbahn, dient der Willkürmotorik
- **– reticulospinalis** — extrapyramidalmotorische Nervenbahn von der Formatio reticularis* zum Rückenmark
- **– rubrospinalis** — extrapyramidalmotorische* Nervenbahn vom Nucleus ruber zum Rückenmark
- **– spinocerebellaris anterior** — vordere Kleinhirnseitenstrangbahn
- **– spinocerebellaris posterior** — hintere Kleinhirnseitenstrangbahn
- **– spinothalamicus anterior** — sensible Leitungsbahn vom Vorderstrang des Rückenmarks zum Thalamus*
- **– spinothalamicus lateralis** — sensible Leitungsbahn vom Seitenstrang des Rückenmarks zum Thalamus*
- **– vestibulospinalis** — extrapyramidalmotorische* Nervenbahn vom Deiters-Kern* zum Rückenmark

Trance, *w* — Dämmerzustand

Tranquilizer, *m* — beruhigendes Arzneimittel, Psychopharmakon

Transfusion, *w* — Einbringen von Blut, Blutbestandteilen oder Blutersatzlösung in eine Vene

transitorisch — vorübergehend

transkutan — durch die Haut hindurch

Transkription, *w* — Umschreiben der DNA* in eine mRNA*

Translation, *w* — Eiweißsynthese an den Ribosomen* in den Zellen

Transmitter, *m* — chemische Überträgersubstanz

Transpiration, *w* — Schwitzen, Wasserdampfabgabe

T

Transplantat, *s*	überpflanztes Gewebe bzw. Organ
Transplantation, *w*	operative Verpflanzung lebender Zellen oder Organe in einen anderen Organismus oder an eine andere Stelle desselben Organismus
Transsudat, *s*	durch Transsudation* abgegebene Flüssigkeit
Transsudation, *w*	Flüssigkeitsaustritt aus Kapillaren, Absonderung nicht entzündlicher Flüssigkeit
transversal, transversalis	quer verlaufend, senkrecht zur Sagittalebene (rechts – links)
Trauma, *s*	körperlicher Schaden durch äußere Gewalteinwirkung; erhebliche seelische Belastung
Tremor, *m*	Muskelzittern
Triglyzeride, *Pl*	Triester des Glyzerols*, Hauptbestandteil der natürlichen Fette und Öle
Trigonum, *s*	dreieckiges Gebilde, dreieckförmige Körperregion
– caroticum	Halsschlagader-Dreieck
– rectale	Öffnung im Beckenboden für den Durchtritt des Mastdarmes
– urogenitale	Öffnung im Beckenboden für den Durchtritt von Harnröhre und Scheide
– vesicae	Harnblasendreieck, Schleimhautfeld am Blasengrund
Trimenon, *s*	Zeitraum von 3 Monaten (z. B. in der Schwangerschaft)
Triplegie, *w*	Lähmung von drei Gliedmaßen
Triplett,*s*	3 Teile (z. B. Basentriplett)
Trijodthyronin, *s*	Schilddrüsenhormon, aktiviert alle fundamentalen Stoffwechselprozesse, Wirkung auf Wachstum und Entwicklung, T3
Trikuspidalis, *w*	syn. Valva tricuspidalis
Trisomie, *w*	Vorkommen von drei Chromosomen* im diploiden Chromosomensatz*
Trochanter major, *m*	großer Rollhügel
Trochanter minor, *m*	kleiner Rollhügel
Trochlea, *w*	Rolle
– humeri	Oberarmrolle am distalen Gelenkende des

	Humerus*
Trophoblast, *m*	Teil der Blastozyste*, aus dem sich ein Teil des Mutterkuchens entwickelt
trophotrop	Funktionslage des Nervensystems, die dem Aufbau der Energiereserven und der Erholung dient
Tropomyosin, *s*	Regulatoreiweiß bei der Muskelkontraktion
Troponin, *s*	Regulatoreiweiß bei der Muskelkontraktion
Truncus, *m*	Rumpf, Stamm
– brachiocephalicus	Stamm der Kopf-Arm-Arterie
– cerebri	Hirnstamm
– coeliacus	Bauchhöhlenstamm, Eingeweideschlagader
– pulmonalis	Stamm der Lungenarterien
– sympathicus	Grenzstrang des Sympathikus*
Tuba auditiva, *w*	Ohrtrompete
Tuba uterina, *w*	Eileiter
Tuber ischiadicum, *s*	Sitzbeinhöcker
Tuberculum, *s*	kleiner Höcker
– costae	Rippenhöckerchen
– majus humeri	größerer Muskelansatzhöcker am proximalen* Gelenkende des Humerus*
– minus humeri	kleinerer Muskelansatzhöcker am proximalen* Gelenkende des Humerus*
– pubicum	Schambeinhöcker
Trypsin	eiweißspaltendes Enzym* des Bauchspeichels, Proteinase*
Tuberkulose, *w*	bakterielle Infektionskrankheit, besonders der Atemorgane
Tuberositas, *w*	Rauigkeit, Knochenvorsprung mit rauer Oberfläche, an dem oft eine Muskelsehne ansetzt
– tibiae	Ansetzstelle des Kniescheibenbandes am Schienbein
Tubuli seminiferi, *Pl*	Hodenkanälchen
tubulös	schlauchförmig
Tubulus renalis, *m*	Nierenkanälchen
Tubus, *m*	Rohr, z. B. Beatmungsrohr

T

Tumor, *m*	krankhafte Anschwellung; eines der 5 Zeichen der Entzündung; Geschwulst, gut- oder bösartiges Gewächs
Tunica, *w*	bindegewebige Hüllstruktur
– adventitia	Außenschicht von schlauchförmigen Organen, z. B. der Blutgefäße, Speiseröhre
– albuginea testis	Bindegewebshülle des Hodens
– conjunctiva	syn. Konjuktiva
– externa	Außenschicht der Blutgefäße
– intima	Innenschicht der Blutgefäße
– media	Mittelschicht der Blutgefäße
– mucosa	Schleimhaut
– muscularis	Muskelschicht der Hohlorgane
– serosa	Auskleidung der Brust- und Bauchhöhle sowie des Herzbeutels
Turgor, *m*	Flüssigkeitsdruck im Gewebe; osmotisch bedingter Spannungszustand der Zellen
Tussis, *w*	Husten

U

ubiquitär	überall vorkommend
Uferzellen	zum Makrophagensystem* gehörende Zellen
Ulcus, Ulkus *s*	Geschwür
– cruris	Unterschenkelgeschwür
– duodeni	Zwölffingerdarmgeschwür
– ventriculi	Magengeschwür
Ulna, *w*	Elle
ulnar	zur Elle gehörend, ellenwärts
Ulnarabduktion, *w*	Bewegung der Hand zur Elle hin
Ultrafiltration, *w*	Filtration kolloidaler* Lösungen durch Membranen, z. B. Kapillarmembran
Umbilicus, *m*	Nabel
Uracil, *s*	eine der 4 Komplementärbasen der RNA*
Urämie, *w*	krankhafte Konzentration harnpflichtiger Substanzen im Blut aufgrund einer Niereninsuffizienz, „Harnvergiftung“
Ureter, *m*	Harnleiter
Urethra, *w*	Harnröhre
Urobilin, *s*	Abbauprodukt des roten Blutfarbstoffes, Gallenfarbstoff
Urobilinogen, *s*	farblose Vorstufe des Urobilins*
Urokinase, *w*	Plasminogenaktivator, Medikament zur Auflösung von Thrombosen*
Urothel, *s*	mehrreihiges Übergangsepithel der ableitenden Harnwege
Uterus, *m*	Gebärmutter
Urtikaria, *w*	Nesselsucht, allergischer Hautausschlag, durch Quaddeln* charakterisiert
Utriculus, *m*	hinteres Vorhofsäckchen des Gleichgewichtsorgans
Uvula palatina, *w*	Zäpfchen

V

Vagina, *w*	Scheide
vaginal	zur Scheide gehörend, in die Scheide
Vagina tendinis, *w*	Sehnenscheide
Vakzine, *w*	Impfstoff
Valva, *w*	Klappe
– aortae	Aortenklappe
– atrioventricularis dextra, sinistra	rechte, linke Segelklappe zwischen Vorhof und Herzkammer
– bicuspidalis, Mitralis	zweizipflige Segelklappe, Mitralklappe
– ileocaecalis	Krummdarm-Blinddarm-Klappe, Bauhin-Klappe
– tricuspidalis, Trikuspidalis	dreizipflige Segelklappe
– trunci pulmonalis	Lungenarterienklappe, Pulmonalklappe
Variabilität, *w*	Veränderlichkeit der Organismen im Verlauf einer Generation oder innerhalb einer Population*
Varikose, *w*	Krampfaderleiden
Varizen, *Pl*	Krampfadern
Vas, *s*	Gefäß
– afferens (glomeruli)	zuführende Arteriole des Glomerulums
– efferens (glomeruli)	abführende Arteriole des Glomerulums
vaskulär	zum Gefäßsystem gehörend
Vasodilatation, *w*	Blutgefäßerweiterung
Vasokonstriktion, *w*	Blutgefäßverengung
Vasopressin	syn. antidiuretisches Hormon*
Vater-Pacini-Körperchen	Sinneszelle in der Unterhaut, die v. a. Vibrationsempfindungen vermittelt
vegan	totaler Verzicht auf den Verzehr tierischer Produkte in jeder Form
vegetarisch	weitgehender Verzicht auf den Verzehr tierischer Produkte
vegetativ	das vegetative Nervensystem* betreffend

Vegetativum, *s*	syn. vegetatives Nervensystem*
Velum palatinum, *s*	Gaumensegel
Vena, *w*	Vene
– axillaris	Achselvene
– azygos	rechte Längsvene neben der Wirbelsäule
– basilica	Basilarvene, oberflächliche Hautvene des Armes
– brachialis	Armvene
– brachiocephalica	Arm-Kopf-Vene
– cava inferior	untere Hohlvene
– cava superior	obere Hohlvene
– centralis retinae	zentrale Netzhautvene
– cephalica	oberflächliche Hautvene des Armes
– facialis	Gesichtsvene
– femoralis	Oberschenkelvene
– gastrica dextra	rechte Magenvene
– gastrica sinistra	linke Magenvene
– hemiazygos	linke Längsvene neben der Wirbelsäule
– iliaca communis	gemeinsame Darmbeinvene, Beckenvene
– iliaca externa	äußere Beckenvene
– iliaca interna	innere Beckenvene
– jugularis externa	äußere Hals- bzw. Drosselvene
– jugularis interna	innere Hals- bzw. Drosselvene
– lienalis	Milzvene
– lumbalis ascendens	aufsteigende Lendenvene
– mediana cubiti	Ellenbeugenvene, oberflächliche Hautvene
– mesenterica inferior	untere Eigeweidevene
– mesenterica superior	oberere Eingeweidevene
– occipitalis	Hinterhauptvene
– ophthalmica superior	obere Augenvene
– ovarica	Eierstockvene
– poplitea	Kniekehlenvene
– portae hepatis	Pfortader
– radialis	Speichenvene
– renalis	Nierenvene
– saphena magna	große Rosenvene (größte Hautvene an der Innenseite des Beines)

– saphena parva	kleine Rosenvene
– splenica	syn. V. lienalis
– subclavia	Schlüsselbeinvene
– temporalis superficialis	oberflächliche Schläfenvene
– testicularis	Hodenvene
– ulnaris	Ellenvene
– umbilicalis	Nabelvene
– vertebralis	Wirbelsäulenvene
Venae, *Pl*	Venen
– fibulares	Wadenbeinvenen
– hepaticae	Lebervenen
– pancreaticae	Bauchspeicheldrüsenvenen
– pulmonales	Lungenvenen
– tibiales anteriores	vordere Schienbeinvenen
– tibiales posteriores	hintere Schienbeinvenen
Venole, *w*	kleine Vene
Venter, *m*	Bauch
Ventilation, *w*	Lungenbelüftung
ventral	bauchseits gelegen
Ventriculi cerebri, *Pl*	Hirnkammern
Ventriculus, *m*	Magen, Kammer
– cordis	Herzkammer
– dexter (cordis)	rechte Herzkammer
– lateralis (cerebri)	Seitenventrikel des End- oder Großhirns
– quartus (cerebri)	4. Hirnventrikel
– sinister (cordis)	linke Herzkammer
– tertius (cerebri)	3. Hirnventrikel
venerisch	Geschlechtskrankheiten betreffend
Ventrikel, *m*	vgl. Ventriculus
verifizieren	Richtigkeit durch Überprüfung bestätigen
Vermis cerebelli, *m*	Kleinhirnwurm, verbindet beide Kleinhirnhälften
Vertebra, *w*, **Vertebrae**, *Pl*	Wirbel
– cervicales	Halswirbel, $C_1 – C_8$
– lumbales	Lendenwirbel, $L_1 – L_5$
– thoracicae	Brustwirbel, $Th_1 – Th_{12}$
vertebral, vertebralis	zu den Wirbeln gehörend

vertikal	senkrecht
Vesica fellea *bzw.* **biliaris**, *w*	Gallenblase
Vesica urinaria, *w*	Harnblase
Vesicula seminalis, *w*	Samenblase = Bläschendrüse
Vesikel, *s*	kugelförmiges Zellorganell*
Vestibulum, *s*	Vorhof
– laryngis	Kehlkopfvorhof
– nasi	Nasenvorhof
– vaginae	Scheidenvorhof
Vierhügelplatte	syn. Lamina tecti*
Vigilanz, *w*	erhöhte Aufmerksamkeit
Villus, *m*	Zotte
Villi intestinales, *Pl*	Dünndarmzotten
viral	durch Viren* verursacht, von Viren abstammend, Viren betreffend
viril	männlich
Virilisierung	Vermännlichung
Virolyse	Zerstörung von Viren*
virozid	virentötend*
Virus, *s*, **Viren**, *Pl*	nichtzellulärer Parasit in den Zellen von Lebewesen, häufig Krankheitserreger
Virulenz, *w*	Gesamtheit der krank machenden Eigenschaften von Krankheitserregern
Viszera, *Pl*	Eingeweide (Organe in der Schädel-, Brust-, Bauch- und Beckenhöhle)
viszeral	eingeweideständig, die Eingeweide betreffend
Viszerokranium, *s*	Gesichtsschädel
Vita, *w*	Leben
vital	das Leben betreffend
Vitalkapazität, *w*	Luftmenge, die nach maximaler Einatmung ausgeatmet werden kann
Vitamin, *s*	für den Organismus essenzielle organische Verbindung
Vitium, *s*	Fehler, Defekt
volar	hohlhandseitig, identisch mit palmar*
Volkmann-Kanal	senkrecht zur Knochenoberfläche verlaufende

V

	Knochenkanäle, verbinden Havers-Kanäle*
Vomer, *m*	Pflugscharbein, Schädelbasisknochen, zum Gesichtsschädel gehörig
vulnerabel	verwundbar, verletzbar
Vulva, *w*	äußeres weibliches Genitale

W

Waldeyer-Rachenring, *m* syn. Rachenring, lymphatischer

Wernicke-Zentrum, *s* sensorisches Sprachzentrum der End- bzw. Großhirnrinde

Windkesselfunktion, *w* Verwandlung der stoßweisen Blutströmung am Aortenanfang in eine annähernd kontinuierliche Strömung durch die herznahen elastischen Arterien, v. a. die Aorta

X

x-Chromosom Geschlechtschromosom in Körper- und Geschlechtszellen bei beiden Geschlechtern

Y

y-Chromosom Geschlechtschromosom in Körper- und Geschlechtszellen des Mannes

Z

Zäkum, *s*	Blinddarm
Zeis-Drüsen	Talgdrüsen der Augenlider
Zellorganellen	intrazelluläre Strukturen mit (z. B. Lysosomen*) oder ohne (z. B. Zytoskelett*) Membranumhüllung
Zellulose, *w*	häufigster Vielfachzucker, Hauptbestandteil pflanzlicher Zellwände, Ballaststoff
Zentriol, *s*	Zentralkörperchen, Stütz- und Transportfunktion in der Zelle
zerebrospinal	das Zentralnervensystem (Gehirn, Rückenmark) betreffend
Zerumen, *s*	Ohrenschmalz
Zervixkanal, *m*	syn. Canalis cervicis uteri
Ziliarkörper	syn. Corpus ciliare
Zilien, *Pl*	Flimmerhaare, aktiv bewegliche Zellfortsätze an Zelloberflächen
Zirbeldrüse	syn. Epiphyse, Epiphysis cerebri, Gl. pienalis, Corpus pienale; Teil des Thalamus*, bildet das Hormon* Melatonin*
Zitratzyklus	Zitonensäurezyklus, zentraler Kreislauf biochemischer Reaktionen im Intermediärstoffwechsel, der dem oxidativen Abbau energiereicher Stoffe dient
Zoonose, *w*	von Tieren auf den Menschen übertragbare Infektionskrankheiten
Zyanose, *w*	bläuliche Verfärbung der Haut und Schleimhäute
Zygote, *w*	befruchtete Eizelle
Zyklus, *m*	periodisch ablaufendes Geschehen
Zyste, *w*	mit Flüssigkeit gefüllter Hohlraum
Zytologie, *w*	Zellenlehre
Zystoskopie, *w*	Harnblasenspiegelung
Zytokine, *Pl*	von Abwehrzellen gebildete Regulatoreiweiße

zur Steuerung der Immunantwort

Zytose, *w* aktiver Transportmechanismus durch Bläschenbildung der Biomembranen

Zytostase, *w* Hemmung der Entwicklung undVermehrung von Krebszellen

Zytolyse, *w* Auflösung von Zellen

Zytoskelett, *s* Stütz- und Bewegungsgrundlage der Zelle

Zytostatika chemische Stoffe, welche die Teilung sich vermehrender Zellen verhindern oder verzögern, Einsatz in der Tumortherapie